TU SALUD
ESTÁ EN TUS MANOS

Guía práctica de salud

Claudia María Villaseñor

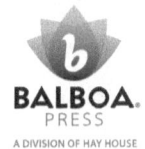

BALBOA.
PRESS

A DIVISION OF HAY HOUSE

Puede hacer pedidos de libros de Balboa Press en librerías o poniéndose en contacto con:

Balboa Press
Una División de Hay House
1663 Liberty Drive
Bloomington, IN 47403
www.balboapress.com
1 (877) 407-4847

ISBN: 978-1-5043-7109-4 (tapa blanda)
ISBN: 978-1-5043-7111-7 (tapa dura)
ISBN: 978-1-5043-7110-0 (libro electrónico)

Numero de la Libreria del Congreso: 2016920343

Información sobre impresión disponible en la última página.

Fecha de revisión de Balboa Press: 01/13/2017

"La Nutrición óptima es la Medicina del futuro. Al darle al cuerpo las moléculas correctas (nutrición óptima) la mayoría de las enfermedades quedarían erradicadas"
Linus Pauling
ganador de dos premios Nobel.

Todo nuestro descontento por aquello de
lo que carecemos, procede de nuestra
falta de gratitud por lo que tenemos
Daniel Defoe

A Bernardo, mi alma gemela, mi compañero y
mi mejor amigo, quien se aseguró de que éste
libro llegara a la imprenta y a tus manos.
Y a nuestros hijos,
Alonso, Paula, Nicolás, Miguel y Victoria.
Eternamente mis mejores maestros,
quienes me han dado las lecciones más
grandes e importantes de la vida.

Contenido

Todas las grandes ideas son controversiales
o cuando menos lo fueron en un momento.
George Seldes

NOTA PRELIMINAR

En el verano de 1992 sufrí una gran pérdida. Un evento en mi vida me hundió en una depresión profunda durante los siguientes once años. Durante este periodo de mi vida viví aislada emocionalmente, viendo la vida pasar delante de mí sin disfrutarla al máximo. Padecía de lo que ahora llamo un cáncer espiritual y que se le conoce como Síndrome Post-Traumático. Me aislé y me encerré en mi dolor, hasta que éste se volvió intolerable y toqué fondo llegando a una catarsis. Ese mismo dolor que nos aqueja puede ser nuestro mejor aliado.

El dolor es un gran catalizador si se le enfrenta. Mi dolor me lanzó en órbita en una búsqueda de mí misma en la que aprendí cómo recuperar mi salud física, mental y espiritual sin el uso de drogas o medicamentos, ni doctores, y fueron estos años de introspección y lucha los que dieron a luz muchas de las ideas concebidas para este libro y las bases de la misión de mi vida: El Faro de Alonso, un Centro Holístico de Desarrollo Humano dedicado a la expansión de la consciencia en los países de habla hispana.

En este período de mi vida aprendí que somos nosotros mismos los responsables de nuestra salud física y mental. Aprendí que la única manera en la que puedes recuperar tu salud es cuando tú te lo propones. Aprendí también que no importa qué medicamento te den o no te den, si tú no quieres salir adelante no saldrás adelante y si por el contrario luchas y decides por la vida, cualquier enfermedad es curable.

Erróneamente hemos estado poniendo nuestra salud en las manos de los médicos, y aunque es verdad que los médicos te pueden ayudar a sanar, es una falacia que tu salud esté en sus manos; tu salud está sólo en tus manos, en las tuyas. Hemos seguido el modelo del "paciente" por demasiado tiempo en el que la manera de enfrentar una enfermedad es con la mentalidad de "cúrame", esperando que el médico haga todo por nosotros y nos dé una píldora mágica que nos hará volver a estar sanos como antes. Este modelo no funciona y la prueba de ello es que la humanidad nunca ha enfrentado tantos padecimientos crónicos como hoy en día.

Por otro lado, existe el modelo de la "auto-responsabilidad" en el que la persona que padece algún mal toma responsabilidad de su salud y toma el presente y el futuro de su salud en sus manos. En este modelo se sabe que no existen las píldoras mágicas y que la jornada es una de amor y disciplina pero que seguro lleva al éxito. Se entiende que el significado de la palabra "Doctor" es "Maestro", y eso es sólo lo que el médico representa: un maestro que enseña a la persona cómo uno mismo puede recuperar su salud. Thomas Alva Edison a principios del siglo XX dijo: "El doctor del futuro no dará medicinas, sino que interesará a sus pacientes en el cuidado del cuerpo humano, una dieta sana, y la causa y la prevención de las enfermedades".

Así como es más fácil mantener una casa limpia que limpiarla, de la misma manera es más fácil mantener la salud que recuperarla.

Te invito a recorrer conmigo el fascinante camino de la prevención. Y si es que ya padeces alguna enfermedad, entonces recorreremos junto con tu médico y los consejos que aquí propongo, el camino de regreso a la salud plena.

¡Qué la salud esté siempre contigo!

La gente inteligente se forma una opinión y toma una decisión al evaluar la información que se les proporciona. Es la gente que no es inteligente la que me pregunta si soy doctor en medicina o no, porque ellos no pueden tomar una decisión por sí mismos, basada en hechos simples. Pero aceptarían la palabra de un doctor aun y cuando este médico no sepa absolutamente nada del tema.
Sang Whang

PROLOGO

El alto compromiso y responsabilidad de recomendar, no son obstáculo cuando se trata de mi querida y admirada amiga y mentora Claudia Villaseñor y el libro de su autoría: "Tu Salud Está en Tus Manos", cuyo contenido nos lleva de la mano y paso a paso a una responsabilidad informada y consciente de nuestra propia salud.

Desde hace algunos años, los médicos recibimos nuestro entrenamiento con enfoque en la enfermedad y no en la salud; es decir nos entrenan para el tratamiento de los padecimientos y no en su prevención. Si bien existen programas de medicina preventiva, la mayoría de ellos permanecen en los escritorios de las oficinas gubernamentales de salud y son pocos los que se ponen en práctica.

Muy probablemente ello se deba a la alta demanda de consulta médica en las instituciones de Salud Pública, lo que exige una alta productividad en cuanto al número de pacientes atendidos, pero que resulta en un franco detrimento de la calidad de atención y por ende de la orientación e información al paciente.

En la práctica privada esto mejora, pero aún así los cambios no son muy significativos.

No podemos esperar que la gente común se responsabilice de su salud, si primero no asumimos la responsabilidad de brindarle una información completa y clara de los sencillos hábitos que debe adquirir.

Ése precisamente es el objetivo de éste libro, y es cumplido a cabalidad de principio a fin. Su lenguaje sencillo y su practicidad no le hacen menos interesante, sino por el contrario facilitan su lectura y comprensión.

Claudia Villaseñor como Nutrióloga Holística, se ocupa muy bien de hacernos entender que nuestro bienestar depende antes que de nadie más, de nosotros mismos, brindándonos la información para lograrlo con un sentido integral del Ser Humano, tomando en cuenta su conformación física, bioquímica, mental, emocional y espiritual.

Estoy segura de que todo lo que aquí encontrarás contribuirá a que la intención de buscar tu bienestar se torne en decisión de encontrarlo a través de aplicar lo aprendido, mejorando tu calidad de vida significativamente y disfrutando a partir de la lectura de éste maravilloso libro, la fortuna de saber que...Tu Salud Está en Tus Manos.

Dra. Ofelia Salazar

INTRODUCCIÓN

La gema más preciosa del Universo

El médico del futuro no dará medicamentos,
mas interesará a sus pacientes en el cuidado
de la estructura humana, en la dieta,
y en las causas de la enfermedad.
Thomas Edison.

En tus manos sostienes la gema más preciosa del Universo entero: tu salud. ¿Por qué es tu salud la gema más preciosa del Universo? Simple y sencillamente porque sin tu salud no puedes ser tú mismo. No puedes operar al 100%, no puedes darle a tus seres queridos lo mejor de ti, no puedes darte a ti mismo lo mejor de ti. Para exponer nuestro potencial, necesitamos encontrarnos sanos física, espiritual y mentalmente. Una persona que se encuentra afligida de la manera que sea por alguna enfermedad, se encuentra en cierta forma incapacitada.

Mi hermana dice, y dice bien, que uno se saca la lotería el día que da a luz un bebé sano. ¿Qué más quieres que eso? Un hijo sano. Una vida plena llena de salud. Eso es todo. Si estás sano puedes lograr lo que te propongas. El infinito es el límite. Puedes dar lo mejor de ti, puedes ser la mejor madre, el mejor padre, el mejor hijo, la mejor hermana, puedes ser tu potencial.

Tú, y sólo tú, eres la persona más importante en tu Universo. Quizás eres una madre o padre, como lo soy yo, y estarás pensando que en realidad los más importantes en tu Universo son tus hijos; pero la verdad es que no, eres tú y sólo tú, pues el uno no le puede dar al dos si no se encuentra bien. Sólo desde un lugar de completa salud y paz puede el uno ser un buen ejemplo para el dos. No podemos dar lo que no poseemos. La salud lo es en realidad todo. Pregúntale a quien no la posee. Por eso es tu salud la gema más preciosa. Aún sabiendo esto, los seres humanos somos muy dados a descuidar nuestra salud y hasta a cometer crímenes en contra de ella. Reflexiona sobre este ejemplo y dime qué es más sabio: cuando compras un auto nuevo, quieres cuidarlo y decides llevarlo seguido al taller a que lo revisen y le hagan sus debidos cambios de aceite, de la misma manera que no le pondrías azúcar en el tanque de la gasolina ¿verdad? Todos sabemos qué les pasa a los autos cuando les ponemos azúcar en el tanque de la gasolina: se arruina el motor. O acaso eres de esas personas que compra su auto nuevo y nunca lo lleva al taller, usa el aceite hasta que está a punto de arruinarse el motor y completamente ignora el mantenimiento de su auto.

Si todos estamos de acuerdo en que es más sabio cuidar el auto y darle mantenimiento a esperar a que se descomponga, ¿por qué es que no hacemos lo mismo con nuestros cuerpos? ¿Por qué somos tan necios? Déjame además decirte algo: lo que le pasa a tu cuerpo con el azúcar no es muy diferente de lo que le pasa al motor de tu auto. De hecho hay especulaciones en el mundo científico moderno acerca de que si el azúcar fuera descubierta hoy, es decir que apenas fuera un producto del siglo XXI, organismos como la FDA (Food and Drug Administration) en los Estados Unidos, no la aprobarían. Es tanto el daño que causa el azúcar al cuerpo humano que no la aprobarían con todo lo que ahora se sabe. El problema es que ya es demasiado tarde, está infiltrada en casi todos los productos procesados y no es económicamente viable sacarla del mercado así como así, hasta que nosotros los ciudadanos se lo demandemos a los gobiernos, y para eso las personas tenemos que tomar verdadera conciencia del daño que el azúcar ocasiona.

Por favor toma nota que dije que la razón por la que no sacan el azúcar del mercado es porque "no es económicamente viable" lo cual no tiene nada que ver con tu salud; es decir, que al final de cuentas para los gobiernos la salud económica de un país es más importante que la salud física de sus ciudadanos y ésta es una cruda realidad que nos lleva a cuestionar muchas de las decisiones tomadas por los mismos en cuanto a salud se refiere.

Otra de las conclusiones que se saca de este hecho es que tu salud está en realidad en tus manos, porque si estás atenido a que el gobierno te cuide y no permita que te vendan en los supermercados veneno disfrazado de comestible, piénsalo otra vez. Como dijo un maestro por ahí: El gobierno no es tu niñera. El gobierno se basa en lo que ellos consideran dosis seguras máximas para aprobar el lanzamiento de una sustancia en el mercado, es decir que aprueban la introducción en el mercado de un producto cuando éste no contiene una cantidad considerablemente dañina o que no enferma o causa la muerte a una persona a corto o mediano plazo ¿y a largo plazo? ¿qué pasó? Pero lo que no se toma siempre en cuenta es que muchas de estas sustancias se acumulan en el cuerpo humano. No toman en cuenta además, que cada persona es diferente y por lo mismo una misma sustancia nos afecta a todos de distinta manera. Una vez que tenemos esto en perspectiva es más fácil decidir tomar en nuestras manos las riendas de nuestra salud.

Volviendo a tomar el ejemplo del auto en comparación con el cuerpo humano, llegamos a la conclusión de que es obvio que es más sabio cuidar de tu cuerpo y prevenir las enfermedades a esperar a que te enfermes para acudir al doctor. El problema de la salud es que la mayoría de las personas esperan hasta que están enfermos para hacer algo bueno por su salud. Y es precisamente aquí que Tu Salud Está en Tus Manos, pues sólo tú puedes prevenir que tu cuerpo se enferme.

Pero tomar tu salud en tus manos aparenta no ser tarea fácil, pues para muchos de nosotros implica leer una docena de libros del grueso de la Biblia para comenzar a tener idea de cómo funciona el cuerpo humano y de lo que es en verdad saludable y lo que no lo es. Muchos otros simplemente pensamos que para eso están los doctores, que sólo ellos son quienes tienen que hacer toda esta lectura y aquí caemos en un error, pues los doctores no estudian la salud, ellos estudian la enfermedad, ellos estudian cómo tratar un padecimiento, y yo estoy hablando aquí de cómo mantenerte sano, de cómo no caer víctima de la enfermedad. Es importante que durante el transcurso de la lectura de este libro, tengas siempre en mente que no es la intención de este libro exponer cómo tratar la enfermedad, sino cómo mantener la salud. Así como todas las amas de casa sabemos que es más fácil mantener una casa limpia que limpiarla, de la misma manera es más fácil mantener un cuerpo sano que sanarlo. Es la tarea que aquí me propongo, el orientarte de manera sencilla en cómo es que tú puedes tomar las riendas de tu salud y la de tu familia. Esta es una guía sencilla que puede evitarte tener que leer esa docena de libros para comprender las ideas básicas que te enseñan a mantenerte saludable.

Esta guía, de hecho, está escrita como diría Conny Mendez, en palabras de a centavo, es decir que si eres un profesional de la salud, nutriólogo, médico o similar, no esperes un lenguaje muy técnico en estas páginas. A mí no me interesa educar al educado en materia de salud; este libro está escrito para aquellas personas que en su vida han tomado una clase de salud y nutrición. No quiero decir que no esté escrito para ti, al contrario: puede ser una herramienta útil en tu práctica privada para educar a tus clientes y pacientes sobre el cuidado de su salud. Sólo intento hacer hincapié en que el uso del lenguaje sencillo fue a propósito, con la intención de hacerlo comprensible, así como ameno.

Para concluir esta introducción quiero subrayar que el cimiento de una buena salud es tu estilo de vida. Comer alimentos que "le sienten bien a tu cuerpo", volvernos emocionalmente entregados, encontrar el júbilo y el placer de vivir y de interactuar con las personas que nos rodean, tomarse los complementos alimenticios necesarios para un buen funcionamiento bioquímico, y mover nuestros cuerpos. Cuando el cuerpo pierde su habilidad para adaptarse, es que nos enfermamos. Las personas sanas tienen enfermedades agudas de vez en cuando, malestares que así como llegan se van. Pero cuando nuestros malestares se vuelven crónicos, es tiempo de averiguar qué podemos hacer para estimular nuestros sistemas innatos de sanación. Eso es lo que espero encuentres en estas páginas.

Te deseo una vida larga y llena de salud.

Namaste.

Para obtener cualquier información sobre los alimentos y productos descritos escríbenos a :
bienestar@elfarodealonso.com
o visita mi página www.elfarodealonso.com

CAPÍTULO 1

Tu alimento es tu mejor medicina

> Tu alimento será tu remedio.
> Deja que tu alimento sea tu medicina y
> deja que tu medicina sea tu alimento.
> Hipócrates

Bien dice el dicho: "eres lo que comes". Sin embargo la veracidad de este dicho esta altamente subestimada; la mayoría de las personas no reflexionamos lo suficiente en la verdad detrás de esta frase. Para comprender el efecto que tiene en tu salud todo lo que pones en tu boca, es importante tomar en cuenta que en la comida existen dos tipos de alimentos: los nutrientes y los anti-nutrientes. Los nutrientes son aquellos alimentos que le proporcionan a tu cuerpo más de lo que le quitan al digerirlos; los anti-nutrientes por el contrario son alimentos que le quitan al cuerpo más de lo que le proporcionan al digerirlos. También existen aquellos con los que "sales tablas" pero en esos no nos vamos a detener por ahora.

Un ejemplo de un anti-nutriente lo proporcionan los refrescos o sodas. Éstos no sólo no le proporcionan ningún nutriente a tu organismo, sino que al contrario lo roban nutrientes, le roban entre otras cosas el calcio pues con el exceso de fósforo que éstos contienen no permiten su absorción. Los minerales compiten entre sí por un transporte a la célula así como por un lugar dentro ellas, así que si te atiborras de fósforo, el cual compite con el calcio por un transporte a la célula, no hay transporte para el calcio para fortalecer tus huesos. Así que ya sabes: la próxima vez que te tomes una soda llena de fósforo, los que la pagan son tus huesos. Por eso no debemos darles sodas o refrescos a los niños ¡por favor mamás! entre otras tantas razones, porque sus huesos necesitan todo ese calcio para crecer sanos. Además, el dióxido de carbono que contienen reemplaza el oxígeno tan importante para un buen funcionamiento del cuerpo y ayuda a crear un ambiente acídico el cual puede crear enfermedades degenerativas. Las sodas o refrescos tienen muchas otras maneras de robarte. Esto lo veremos en el capítulo 2, El Agua: fuente de tu vida y de tu juventud, por lo pronto aquí no me voy a entretener con ellos, sólo los tomamos de ejemplo.

Volviendo a los nutrientes y anti-nutrientes, una práctica muy sana cuando vayas de compras es mantenerte en la periferia del supermercado y comprar un mínimo de productos de los pasillos; en los pasillos se encuentran la mayoría de los anti-nutrientes, los alimentos procesados y llenos de químicos mientras que en la periferia están los nutrientes, productos frescos y nutritivos: vegetales, frutas, carnes, pescado, panes, tortillas y demás. Está de más mencionar que para prevenir enfermedades, entre ellas el cáncer, hay que mantenerse alejado de los "alimentos" que nos roban, pues los nutrientes son vitales para mantenerse sano.

Un grupo muy importante de nutrientes en el combate contra el cáncer es el de los vegetales. En su libro *Come para combatir el cáncer* (Eat to Beat Cancer), el Dr. Hatherill nos habla de que en los alimentos enteros, como las frutas y los vegetales, existen agentes químicos que previenen, detienen, interrumpen y hasta revierten las formaciones cancerosas. Muchos de estos agentes han probado su poder anticancerígeno al revertir células cancerosas en células sanas en pruebas de laboratorio. Así que existen dos maneras de cerrarle la puerta al cáncer, que son: evitar el contacto con químicos cancerígenos e ingerir estos agentes anti cancerígenos que se encuentran en la comida.

Te darás cuenta que muchas veces menciono una y otra vez en estas páginas la importancia de una dieta sana. Cada día son más las autoridades de la salud, como médicos y científicos, las que se dan cuenta de qué tan importante es el rol de la comida en nuestra salud. Dentro de muy poco tiempo serán más los médicos que caerán en la cuenta de la importancia de la prevención de la enfermedad a través de una dieta sana y pondrán un mejor empeño en educar a sus pacientes sobre el tema. Un ejemplo clásico del rol que desempeña la dieta en la prevención o en su defecto en el desencadenamiento de alguna enfermedad crónica es el comer en abundancia grandes cantidades de panes, rollos, harina blanca refinada, pastelitos, galletas dulces o saladas y otras delicias, hábito que incrementa tus posibilidades de desarrollar Diabetes tipo 2, la cual es ya una epidemia de acuerdo con autoridades de la salud entre la población obesa. Este tipo de alimentos elevan rápidamente los niveles de azúcar o glucosa en la sangre obligando al páncreas a liberar cantidades industriales de insulina en un esfuerzo por alcanzar nuevamente un balance. Cuando esto sucede una y otra vez, esta montaña rusa entre el azúcar y la insulina, llega eventualmente a dejar exhausto al páncreas resultando en diabetes.

Y así, básicamente para cada enfermedad crónica, se han encontrado correlaciones con la dieta. Tu dieta es básica para tu salud.

Algunos ejemplos de cómo lo que comes afecta tu salud son los siguientes:

- Mejorar tu inteligencia, tu memoria y tu humor: las vitaminas y minerales que consumes diariamente incrementan tu Coeficiente Intelectual según muchas pruebas. Se ha encontrado que entre menos nutrientes vitales haya en tu sangre, más malo será tu desempeño mental.
- Aumentar tu energía y tu resistencia contra el estrés.
- Lograr un rendimiento físico óptimo.
- Desacelerar el envejecimiento.
- Vencer el cáncer.
- Combatir las infecciones naturalmente.
- Librarte de las alergias.
- Desintoxicar tu cuerpo.
- Romper la barrera de la gordura.

♦ Librarte de desórdenes alimenticios.
♦ Sanar tu mente.

A continuación enlisto 10 Reglas Básicas Para Comer Sano, tomadas del libro *What to Eat* de la reconocida nutrióloga Luise Light, quien trabajó por décadas para el Departamento de Agricultura de los Estados Unidos (USDA) creando la famosísima "Pirámide Nutricional" que cambia año con año debido a que le es imposible satisfacer tantos intereses económicos. Así, ella mejor creó estas 10 reglas básicas, que si te apegas a ellas lo más posible, podrás experimentar cambios sorprendentes en el estado de tu salud. Te recomiendo mucho su libro.

Estas reglas son sólo herramientas para ayudarte a hacer cambios que te harán sentir más revitalizado y rejuvenecido. Es muy importante que seas paciente contigo mismo y las hagas poco a poco.

Diez reglas para comer sano

❖ Come una gran variedad de frutas y vegetales.
❖ Come pastas, cereales, arroz y panes de granos enteros, es decir integrales.
❖ Come alimentos orgánicos lo más que puedas.
❖ Come grasas naturales y evita las sintéticas.
❖ Evita los azúcares y las harinas refinadas.
❖ Come pescados silvestres, no de granjas; y carne y huevos de animales tratados con ética, libres de antibióticos y hormonas.
❖ Come varias fuentes de calcio.
❖ Evita comer demasiada sal y alimentos salados.

❖ Evita los alimentos procesados y llenos de aditivos.Bebe bastante agua limpia y filtrada y de preferencia alcalina.

1. Come una gran variedad de frutas y verduras

Come de tres a cinco raciones de verduras y de dos a cuatro raciones de frutas diariamente. Para que te des una idea, una ración de fruta es una manzana mediana o una taza de melón o de uvas, mientras que una ración de verduras es una taza del mismo, más o menos. A ojo de buen cubero, no hay que obsesionarse, el chiste también es divertirse y no hacer de esto un martirio.

Entre los muchos beneficios nutricionales que aportan las frutas y las verduras, se cuentan: vitaminas, fibra, magnesio, potasio, ácido fólico, y demás químicos naturales de las plantas que nos protegen contra muchas de las enfermedades crónicas. En los productos frescos se han identificado más de cinco mil químicos conocidos como flavonoides con propiedades antivirales, anti-inflamatorias, anti-alergénicas, antitumorales, anti-envejecimiento y con actividad desintoxicante, que son la primera línea de defensa contra la enfermedad y el envenenamiento ambiental. La variedad de frutas y verduras que consumas diariamente afecta directamente tus posibilidades de padecer algún día un ataque cardiaco, diabetes, cáncer, o alguna enfermedad cerebral como el Alzheimer. Si tú quisieras conocer más del tema, puedes localizar alguno de los libros que menciono en las Referencias, libros que a diferencia de éste que sostienes en tus manos, profundizan más en la química de los alimentos y la química del cuerpo humano. Mi intención aquí, como ya mencionaba antes, es hacer de este libro una guía simple y accesible.

Las frutas y verduras de colores fuertes contienen pigmentos con propiedades antioxidantes muy poderosas, que te protegen de infecciones, condiciones inflamatorias, y los efectos dañinos de los radicales libres que suelen asociarse con el cáncer y el envejecimiento, tema que discutiremos más a fondo en el capítulo 5: Detén el reloj: consérvate joven. Un ejemplo de los antioxidantes en las frutas y las verduras es el licopeno, el color rojo/morado tan bonito de los jitomates, las toronjas, las fresas, la sandía y demás, que ha probado en muchos estudios disminuir el riesgo de cáncer en la próstata y el riesgo de padecer enfermedades cardiovasculares.

Las frutas y las verduras, que además te ayudan a construir huesos sanos, son importantísimos para los niños y los adolescentes. Si no construiste huesos sanos en tu infancia y tu adolescencia tienes más riesgo de padecer osteoporosis algún día.

Así que agrégale a tu dieta más vegetales de hojas verde oscuro, por favor señores y señoras jubilen a la lechuga de bola, esa no tiene antioxidantes es pura agua y fibra, en su lugar coman espinacas, otros tipos de lechugas de color verde oscuro, brócoli, espárragos, coliflor, ejotes, chícharos, pimientos, rábanos, champiñones, betabeles, apio, lentejas, frijoles, camotes, zanahorias, etc. Y escoge frutas que son rojas, azules, negras, moradas y anaranjadas, esas son las que más antioxidantes tienen, como las cítricas, los melones, las manzanas, las peras, las fresas y las zarzamoras.

Busca de preferencia los productos locales. Como ya explicaré más a fondo cuando hablemos de los productos orgánicos, las frutas y vegetales locales son las más nutritivas para ti, pues una fruta o verdura comienza a perder su poder nutricional en el momento en el que la cortan, así que entre más tiempo pase entre la hortaliza y tu pancita, menos nutritiva.

2. Come pastas, cereales, arroz y panes de granos enteros, integrales.

Los granos enteros al natural, sin procesar y sin refinar, son tremendas bodegas de nutrición. Busca comer de dos a cinco raciones diarias. Los granos enteros incluyen al trigo entero, cebada, sorgo, avena, arroz integral, centeno, maíz, mijo, espelta, alforfón y a la quínoa y al amaranto que no son en realidad cereales pero nos los comemos como tales. Un detalle a considerar es que actualmente están modificando los granos genéticamente y éstos abundan más y más en nuestros mercados. Los principales son el trigo y el maíz, además de la soya que no es un grano es una leguminosa pero está altamente alterada en la actualidad. Como comprador debes tener cuidado con éstos pues los efectos a largo plazo no se conocen aún, éstos alimentos son Franken-alimentos creados en laboratorios igual que Frankenstein. Busca apoyar a los grupos que están combatiendo la manipulación genética de nuestros alimentos. Volviendo a los granos, éstos te proveen de fibra, diferentes tipos de fibra a las de las frutas y verduras, las cuales ayudan a curar y prevenir enfermedades como diverticulosis, apendicitis, cáncer del colon, estreñimiento y hemorroides, además tienen muchas vitaminas B, vitamina A y E, y los minerales magnesio, potasio, zinc, hierro y selenio.

Las harinas blancas, esponjosas y suaves no tienen cantidades significantes de nutrientes y de fibra; el pan blanco no sólo tapa tu cañería, es decir tus intestinos, sino que además no te nutre, eleva tu índice glicémico y potencialmente te causa problemas fuertes de salud.

Los carbohidratos refinados, como el pan blanco, se convierten rápidamente en azúcar en tu organismo y se almacenan en él muy fácilmente como grasa, la que tanto odias en esas llantitas y las pistolas. Así es, si quieres conservar la línea, el pan integral es tu amigo y el pan blanco tu enemigo. Los granos enteros, puesto que tienen fibra, se digieren más lentamente y por lo mismo no elevan el azúcar en la sangre de la misma manera que las harinas refinadas, los granos enteros tienen un índice glicémico inferior del cual hablaremos más en el capítulo 7: Mantenerte delgado, en forma aunque sea redonda.

La fibra de los granos, además de mantenerte delgado, mantiene limpio y regular tu intestino. Olvídate del estreñimiento comiendo granos enteros. Amén de todos los antioxidantes que contienen.

No dejes que te engañen, muchas veces dicen en la etiqueta que algo es de granos enteros y no es así. Lee las etiquetas y asegúrate de que el pan o las galletas que estés comprando tenga más de dos gramos de fibra por ración.

Las pastas integrales que encuentras en las tiendas naturistas son deliciosas con sabor un poco a nuez, satisfacen más y nutren más.

3. Come alimentos orgánicos lo más que puedas

La calidad de los productos que compres para crear tu dieta es de suma importancia. Dependiendo de tu presupuesto, debes de buscar siempre la más alta calidad de vegetales, frutas y demás productos. No creas que todas las manzanas son sólo manzanas, hay de manzanas a manzanas. Sigue leyendo.

Los menús deben de ser sencillos en la cantidad de alimentos que los conforman así como la cantidad que de ellos consumimos y la manera en que los combinamos. Busca comer lo más que puedas productos locales. Los productos locales no sólo son usualmente los más baratos, sino que además son por mucho los más nutritivos.

Fíjate que cuando uno corta una fruta o un vegetal, éste comienza inmediatamente a perder su valor nutricional, así que quizás pienses que te alimentas muy bien y con mucha "clase" comiendo productos importados de "La France" cuando en realidad para ti lo más nutritivo es lo producido en tu país. Además, los productos importados requieren de muchos conservadores que son malos para tu salud, y para poder transportarlos se necesitan a veces empaques muy caros. ¡Y acabas pagando más por el paquetito que por lo que te vas a comer!

Los productos de más alta calidad nutricional son los productos orgánicos, que tanto en Europa como en Estados Unidos ganan día a día más popularidad. En Latinoamérica se empiezan a ver por algunos supermercados poco a poco, y cada día conforme más gente se vaya informando sobre lo que significa "orgánico" irán ganando más popularidad. Vamos para allá, te guste o no. Orgánico es un producto que fue cosechado en el caso de frutas y vegetales, o criado como en el caso de pollos y reses, sin el uso de hormonas, antibióticos, fertilizantes, pesticidas, herbicidas y demás productos que dañan tu salud y sobre todo la de tus hijos, pues los niños son mucho más susceptibles a los efectos de todos estos químicos. Es demasiada ya la evidencia que muestra la veracidad de este hecho. Muchos de estos productos son reconocidos cancerígenos y poco a poco los están retirando de los mercados de los países desarrollados.

Te puedo dar una larga lista de todos los efectos negativos que estas hormonas, antibióticos, fertilizantes y demás tienen sobre tu salud. Por tomar un ejemplo, se ha visto que niñas que consumen demasiados productos lácteos de vacas que fueron tratadas con hormonas para producir más leche, por ejemplo, presentan una pubertad prematura y una mayor incidencia de cánceres relacionados con los pechos y los órganos reproductivos, y este es sólo UNO de los cientos de ejemplos. Como ya te comentaré más adelante, le hemos atizado al fuego del cáncer con todos los hábitos dañinos que hemos adquirido en el siglo XX. Es tiempo ahora, en el siglo

XXI, de modificar nuestros pasos y darle un respiro al planeta y a las generaciones futuras.

Para más información acerca del abuso que hemos tenido de los antibióticos y los efectos secundarios dañinos de estos, puedes dirigirte, nuevamente te recuerdo, a las Referencias, donde encontrarás mis fuentes y mucho material al respecto. Es una nueva epidemia que estamos creando. Sobre los fertilizantes, pesticidas y herbicidas te cuento más en el Capítulo 6: "Tú puedes prevenir el cáncer". Muchos de ellos son neurotóxicos y carcinógenos. Sin embargo, la razón más importante quizás para consumir productos orgánicos es la primera que mencioné: que se ha visto en pruebas de laboratorio que los productos orgánicos tienen desde un 20% hasta un 80% más contenido nutricional que los no orgánicos. Esto es porque el uso de todos estos químicos ha creado deficiencias en la tierra que alimenta el crecimiento de estas plantas y frutos. Muchos de estos químicos, además, contribuyen a generar enfermedades del corazón, presión sanguínea elevada, diabetes, cáncer, osteoporosis, migrañas, desórdenes de la atención, Parkinson y Alzheimer. En el cultivo de nuestra comida se usan cerca de cinco mil pesticidas, muchos de los cuales perturban el sistema endocrino, son neurotóxicos y causan anormalidades reproductivas.

Los productos orgánicos no están, ni pueden estar, hechos de cultivos genéticamente manipulados al punto de elaborar sus propios pesticidas y volverse tolerantes a más aplicaciones de químicos que los productos naturales. Los productos manipulados genéticamente NO ESTÁN PROBADOS, NO CONOCEMOS SUS RIESGOS

A LARGO PLAZO. Los reconoces porque no son como la naturaleza los creó, como las frutas sin semilla. Son productos de laboratorio, a los que se alteró el ADN, son como Frankenstein ya te dije, y hemos visto casos de alteraciones del ADN que no resultaron nada bien.

A los animales criados orgánicamente no se les administran hormonas, antibióticos, y demás promotores del crecimiento como a los animales criados convencionalmente. Las granjas orgánicas contaminan menos y producen menos dióxido de carbono y otros desechos, lo cual es excelente para la vida silvestre y el medio ambiente.

Los animales criados en ranchos donde pueden andar libremente, sin estar encerrados, distribuyen sus desechos más esparcidamente, mientras que los animales de granjas donde los tienen en espacios muy reducidos, producen desechos concentrados que dañan el medio ambiente y el agua que te tomas. Ajá, así como lo oyes, muchas veces acaban en nuestras fuentes de agua. Por otro lado, es justo que si un animal va a dar su vida para darte alimento, cuando menos goce del derecho de haber vivido una vida feliz; corta, pero feliz.

Tristemente, los productos orgánicos son aún difíciles de conseguir en abundancia en muchas partes, no están tan disponibles siempre, y el elevado precio de estos no ayuda a su promoción. La razón de este elevado precio es obvia: cuando no usan todos los químicos antes mencionados, la cosecha no es tan prolífera y por lo mismo es imperativo vender el producto a un precio más elevado. Sin embargo, conforme la gente vaya tomando conciencia y la demanda de estos productos sea mayor, los precios irán disminuyendo. La mejor manera de hacerlos más disponibles y más baratos es buscándolos y consumiéndolos pues así también le hacemos saber tanto a los granjeros y agricultores como al Gobierno que existe una demanda para este tipo de productos en nuestro país y que estamos interesados en nuestra salud y en los químicos que se usan en el cultivo y la cría de nuestros alimentos.

¿Todavía no te convenzo? Los productos orgánicos son más sabrosos, tienen más sabor, además de ser más sanos. La ironía de todo esto es que hace cincuenta años no conocíamos otra cosa más que orgánico ¿qué nos pasó? Una vez que los granjeros, ganaderos y agricultores comenzaron a usar todo este arsenal de químicos y se nos vino la radiación de la comida y los alimentos manipulados genéticamente, perdimos todo el sentido del bien alimentarse: la salud, la nutrición y la seguridad de que lo que nos comemos no sólo será para nuestro bien, sino que además no nos envenenará.

Podría escribir un libro sobre los productos orgánicos y sus beneficios sobre la salud, así como los peligros de seguir alimentándonos con productos que no son orgánicos, sin embargo por ahora otros cambios en nuestros hábitos también apremian.

En fin, puedes lanzarte de lleno y subirte al tren o quedarte atrás, pero es un hecho que en 10, 15 ó 20 años, la tendencia será marcada hacia lo orgánico, como ya lo es en muchos países de Europa y en casi todo Estados Unidos, y los que no consuman productos orgánicos serán los considerados como "raros"... ¿o necios?

4. Come grasas naturales y evita las sintéticas

Las populares dietas bajas en grasas de los años 80 y los años 90 resultaron ser un fiasco. Nos hicieron creer que TODAS las grasas eran malas para la salud y que SÓLO las grasas nos engordaban. En un esfuerzo por mantenerse delgadas, muchas personas eliminaron completamente las grasas de su dieta cayendo en serios problemas de salud como pieles muy resecas y avejentadas, cabellos opacos y uñas quebradizas, más infecciones, cambios de humor, un cerebro desnutrido ¡y sobrepeso!

Ahora ya casi todos hemos escuchado por ahí de los famosísimos Omega-3; ya nos hicieron ver, y muy claro, que comer grasas no sólo es sano, es esencial. Los omega-3 son especialmente importantes para el cerebro y el sistema nervioso. Estos se encuentran en abundancia en los peces de agua fría como el salmón y las sardinas. Es una buena idea comerlos dos o tres veces por semana o tomarlos en cápsulas, que puedes conseguir en las tiendas naturistas. Son mejores los peces silvestres que los de granja, pues los de granja pueden estar más contaminados, recibir antibióticos o ser manipulados genéticamente. Comer pescado cuando menos una vez por semana reduce el riesgo de padecer problemas del corazón o de la circulación en un cincuenta por ciento, mejora las condiciones inflamatorias como la artritis reumatoide y protege de los cánceres más comunes. A los omega-3 también se les conoce por aliviar síntomas de desórdenes psiquiátricos como la bipolaridad, la depresión y la esquizofrenia.

Se cree, además, que los omega-3 ayudan a desacelerar el proceso de envejecimiento y mejoran los síntomas de Parkinson y Alzheimer. Las almendras, las semillas de linaza, las nueces de Castilla y el aceite de linaza contienen omega-3. De dos a tres cucharadas diarias de grasas naturales y sanas como el aceite de oliva (busca el exprimido en frío, extra virgen, orgánico), el delicioso aguacate, la mantequilla (de preferencia orgánica y sin sal), las semillas de linaza y el aceite de linaza y las nueces, son de importancia vital para mantener la salud.

Estas grasas no te engordarán, te protegerán contra enfermedades y hasta te ayudarán a bajar de peso al desactivar las hormonas mensajeras que dirigen el almacenamiento de grasa sobre todo en tu cintura. Las grasas sanas como éstas, además, bajan los niveles del colesterol "malo" (LDL) sin bajar los niveles del colesterol "bueno" (HDL). En las culturas del Mediterráneo, donde comer diario aceite de oliva es la norma, las incidencias de ataques al corazón, embolias y cáncer son menores. El aceite de oliva aparte de ser una grasa mono-insaturada es rica en vitamina E y contiene un químico natural anti-inflamatorio llamado "escualeno", que se conoce porque desacelera la formación de coágulos en la sangre.

Comer demasiadas grasas inestables biológicamente y sintéticas como los ahora ya conocidos "trans" (del inglés) es muy peligroso para el corazón y el sistema neurovascular. Estas grasas creadas por la Industria Alimenticia no son naturales y por lo tanto el organismo no puede digerirlas, crean radicales libres promotores de la enfermedad, interfieren con la inmunidad y bloquean los vasos sanguíneos. Cada vez que leas en la etiqueta que lo que estás comprando tiene grasas hidrogenadas, cuidado, estas son las grasas "trans".

También las grasas poli-insaturadas como la soya, el maíz y el cártamo, canola y todas las grasas que se les calienta a altas temperaturas al procesarlas o al freír con ellas son problemáticas.

Así que evita las grasas hidrogenadas, implicadas en enfermedades del corazón pues causan que las arterias se pongan rígidas y se tapen, elevan el colesterol "malo" y crean las condiciones ideales para padecer un ataque al corazón. Estas grasas se encuentran en casi toda la comida frita. Sí, ya sé, en las deliciosas papas a la francesa también, malísimas para tu salud. Quisiera poder decirte lo contrario, a mí también me encantan. También se encuentran en la margarina y en casi toda la repostería comercial. Recuerda leer las etiquetas y buscar las palabras "hidrogenado" o "parcialmente hidrogenado", tu salud lo vale y está en tus manos.

Cocina con aceite de oliva, aceite de coco el cual es monosaturado, excelente para el sistema cardiovascular y además es seguro sofreír en él. La mantequilla tampoco cambia químicamente al sofreír en ella pero recuerda jamás dejarla quemar. Para hornear o agregar aceite a las recetas el aceite de oliva es la mejor opción.

5. *Evita los azucares y las harinas refinadas*

Limita las bebidas y los alimentos endulzadas lo más que puedas, a no más del 10% de las calorías diarias. Las harinas refinadas se comportan de manera muy similar al azúcar dentro de tu organismo: le causan los mismos problemas al páncreas poniéndote en riesgo de desarrollar diabetes. Al subirte el azúcar en la sangre, tu páncreas libera mucha insulina que convierte este azúcar en tu sangre conocida como glucosa, en grasa para almacenar en tu cintura. Las harinas refinadas y el azúcar no sólo te ponen más gordo, sino que además ponen en riesgo tu salud, con padecimientos y síntomas que van desde diabetes e hipoglicemia hasta llegar a hiperinsulinemia y colesterol alto.

Los edulcorantes artificiales (aspartame o nutrasweet, sacarina, splenda, sucralosa y acesulfame-K) no son la solución; al contrario, el cerebro los registra como azúcar, así que no se comportan muy diferentes al azúcar dentro de tu cuerpo y además son químicos que hasta con el cáncer se les ha relacionado, aparte de problemas de la conducta y alergias. Para endulzar yo recomiendo Xylitol, que es un endulzante extraído de la corteza de un árbol y que se comporta como el azúcar en todo, excepto dentro de tu cuerpo: no lo aloca, no le sube los niveles de glucosa en la sangre, ni tiene tantas calorías. O mejor aún, puedo recomendar Stevia, un endulzante proveniente de las hojas de una planta Sudamericana. El Stevia no tiene calorías y no sube el azúcar en la sangre. Ten cuidado y OJO que sea 100% extracto puro de Stevia, ahora han salido productos que aprovechan que las personas no leen las etiquetas y te venden sucralosa como Stevia poniéndole solo .05% de Stevia, esto no es lo que te estoy recomendando, por favor LEE LAS ETIQUETAS. El jarabe de Agave es otra muy buena opción.

6. Come pescados silvestres, y carnes y huevos de animales tratados con ética, libres de antibióticos y hormonas

Come de cinco a ocho onzas de proteína diariamente. Es más o menos el tamaño de la palma de tu mano en largo, ancho y grosor. Necesitas proteína aun cuando estés intentando bajar de peso. Escoge las carnes magras y el pollo sin piel pues las toxinas se almacenan en los tejidos grasos de los animales (así como de los humanos), de esta manera comerás menos toxinas y menos calorías. De ser posible, come carnes de animales tratados con ética y criados sin el uso de antibióticos, los cuales sirven para engordarlos pero crean resistencia en los humanos y crean también las Súper Bacterias que se ven en la actualidad, difíciles de aniquilar. Evita aquellos criados con hormonas también, pues éstas se quedan en tu cuerpo y producen desarrollo prematuro en los niños y varios tipos de cáncer.

Como ya mencionaba, el pescado es una excelente fuente de omega-3, especialmente el salmón, el arenque, las sardinas, la caballa y las anchoas. El atún no lo recomiendo mucho debido a que es un pez que se alimenta en la superficie del agua, donde se concentra el mercurio que los humanos hemos tirado al mar. Por lo tanto, el atún contiene niveles muy elevados de mercurio, un metal que se acumula más en los peces grandes, como éste y el pez espada.

El mercurio causa en personas adultas la pérdida de la memoria, temblores y eleva los riesgos a padecer ciertos cánceres. Pero los niños y las mujeres embarazadas son los más vulnerables a los efectos dañinos de estas toxinas.

Come pescado de preferencia 3 a 4 veces por semana, mínimo una, y es preferible la carne de peces silvestres, los cuales probablemente tengan menos metales pesados y pesticidas en ellos y de seguro no están manipulados genéticamente. Los mariscos son una buena fuente de proteína también, baja en grasas saturadas. Mas una nota sobre los mariscos: no los comas muy seguido, tristemente nuestros mares están tan contaminados que moluscos como el ostión, la almeja y el mejillón, que se alimentan en el fondo del mar donde se concentran las toxinas depositadas por el ser humano, son verdaderas bodegas tóxicas.

Fuentes buenas de proteína son también los frijoles o lentejas al mezclarlos con un grano como maíz o arroz. Los quesos añejos tienen más grasas dañadas y por eso es mejor usarlos poco, los quesos frescos o blancos son más sanos.

La carne debe cocinarse dentro de las primeras 24 horas de haberla comprado, o congelarla y una vez que se le cocinó no la guardes por más de dos días. Las carnes se descomponen muy rápido y generan radicales libres que causan envejecimiento prematuro y enfermedades crónicas (Ver Capítulo 5). La carne de reses de ranchos donde los animales deambulan libres es de mucho mejor calidad que la de reses criadas en confinamiento. Busca comprar tu carne de un lugar donde sepas de dónde viene y cómo tratan a los animales, no compres carne llena de tóxicos. Busca cocinar las carnes y pescados a temperaturas bajas para no dañar mucho las grasas.

7. Come varias fuentes de calcio

Los niños y los adolescentes necesitan de dos a tres raciones diarias de calcio. Los adultos necesitan una o dos. Buenas fuentes de calcio son la leche y el queso, el yogur, la leche de almendra los vegetales de hojas verdes, el tofu y las tortillas. Asegúrate de que lo que te comas te provea cuando menos de 150 mg de calcio por ración.

8. Evita comer demasiada sal y alimentos salados

Demasiada sal en tu dieta eleva el riesgo de alta presión, ataques cardiacos y embolias. Los niveles de sodio o sal en tu dieta dependen mucho de qué tanta comida procesada comas y qué tanto comas en restaurantes donde les encanta abusar de la sal. Normalmente, el salero en tu mesa cuenta sólo como por el 10% de tu consumo diario, si es que no eres de esas personas a las que les encanta vaciarle el salero al plato.

En general es mejor salar la comida ya cocinada que cuando la estás cocinando pues al estarla cocinando se lleva más. La gente joven no debe de comer más de 2 300 mg de sodio diarios y la gente mayor no más de 1 500 mg. Para que te des una idea del abuso de los restaurantes: un plato de pollo en algún restaurante chino por ahí, ¡tiene cerca de 3 150 mg!

Aunque la sal en pequeñas cantidades es necesaria para la salud, el exceso de sodio es tan dañino que ahora te encuentras con tantos productos bajos en sodio. Búscalos y úsalos, compra salsa de soya baja en sodio, sabe igual, al paladar sólo hay que acostumbrarlo. Un excelente producto para sazonar es Bragg's Aminos que puedes encontrar en tiendas naturistas, es nutritivo y ¡delicioso!

9. Evita los alimentos procesados y llenos de aditivos

Hay otros aditivos aparte del sodio en los alimentos procesados que tú debes mantener al margen. Lee las etiquetas de los alimentos que compras por favor, no te confíes pensando que porque están en el estante son sanos e inofensivos. Como ya te comenté, les encanta ponerle a la comida aditivos adictivos para mantenerte cautivo a la come y come, como el glutamato monosódico. Atención: tú debes cuidar tu salud.

Busca los siguientes aditivos de alto riesgo:

♦ **Los colorantes artificiales** Se les ha relacionado con alergias, asma, hiperactividad, y posiblemente algunos cánceres: Rojo 40 y Amarillo 5 son algunos de ellos.
♦ **Nitritos** Estos químicos pueden formar nitrosaminas, un compuesto por extremo carcinogénico en el cuerpo. Los nitratos los usan en casi todas las carnes frías, los embutidos como lo son las salchichas, jamón, tocino, etc. Y en los pescados ahumados, tristemente...
♦ **Sulfitos (dióxido de azufre)** A estos se les asocia con el asma y normalmente se los añaden como conservador al vino, los camarones, los vegetales de las barras de ensaladas, las papas a la francesa de restaurantes de comida rápida. Si tienes asma,

pregunta primero si lo que te vas a comer tiene sulfitos, más vale; una carrera al hospital puede resultarte más desagradable que la pena de andar de preguntón.

♦ **GMS (glutamato monosódico)** En cientos de estudios alrededor del planeta se les ha inyectado glutamato monosódico a las ratas para hacerlas obesas. Es un hecho conocido que este saborizante artificial desencadena obesidad y potencialmente diabetes. Esto lo hace al triplicar la cantidad de insulina que el páncreas produce. También se habla de que causa numerosas alergias, desórdenes mentales, entre ellos la esquizofrenia, problemas de aprendizaje, así como otras severas enfermedades degenerativas. Se lo agregan a la comida por la manera en que "realza" el sabor de la comida y por el efecto adictivo que tiene sobre nuestros paladares. "Si no puedes comer sólo una" es porque tiene GMS. Muchas amas de casa lo usan diario sin darse cuenta, arriesgando la salud de sus familias: el GMS es uno de los ingredientes de saborizantes suizos, tan populares en la cocina mexicana; también de las papitas y tortillitas fritas que te venden en bolsitas coloridas y llamativas, las sopas de fideos, los dulces para los niños y casi todas las comidas procesadas que compras en latas o cajas. Lee las etiquetas. Los restaurantes chinos lo usan con gusto y alegría, al grado de que en Estados Unidos a los síntomas que este aditivo causa le llaman "Síndrome del Restaurante Chino". Pero los restaurantes de comida rápida lo adoran también, pues ¿por qué crees que está tan buena su comida? ¿De verdad creías que eran tan buenos cocineros? Lo que pasa es que recurren al uso de químicos para satisfacer tu paladar y estos químicos no vienen gratis, traen una cuenta a pagar, y esa cuenta la va a pagar tu salud. Ojo con los nombres, a veces no lo enlistan como GMS en los ingredientes, algunos nombres curiosos que también le ponen para despistarte son proteína vegetal hidrolizada, acento, ablandador "natural" de carnes, y Aginomoto. Si lo que te estás comiendo esta buenísimo, lee las etiquetas y ya sabrás por qué...

♦ **Conservadores alimenticios** Los conservadores incluyen al BHA, BHT y EDTA, los cuales están liados a las alergias y a las reacciones de sensibilidad como sarpullidos y erupciones de la piel hasta irritaciones del sistema digestivo y reacciones anafilácticas (reacción inmunológica generalizada del organismo de graves consecuencias, posiblemente mortales), hiperactividad y posiblemente cáncer. El BHT es potencialmente toxico para el hígado y para el sistema nervioso.

♦ **Los saborizantes artificiales** Están liados a reacciones alérgicas y problemas de comportamiento en los niños. Es muy común ver que este tipo de problemas tiene un origen nutricional: normalmente están comiendo demasiados dulces y durmiendo poco. El azúcar también crea problemas del comportamiento como la hiperactividad y la falta de concentración. También consumiendo demasiados alimentos con colorantes y saborizantes artificiales. Ojo mamá.

◆ **Las ceras alimenticias** La capa protectora que le ponen a las manzanas, los pepinos, los pimientos y demás, contiene pesticidas, fungicidas y productos derivados de animales que pueden desarrollar reacciones alérgicas. Las frutas y los vegetales pueden estar cubiertos con ceras de grado alimenticio basadas en productos animales o vegetales como el petróleo, la cera de abejas o de laca, o resinas para mantener su frescura.

◆ **Los empaques de plástico** Pueden contener cloruro vinílico, el cual puede aumentar el riesgo de padecer cáncer del hígado, cerebro y pulmón entre otros. Incrementa también las reacciones inmunológicas y los problemas pulmonares.

◆ **La soya procesada** Esta forma de soya es también un alergénico común, del cual se sospecha el origen de cánceres relacionados con las hormonas como lo son el cáncer de pecho. Se le sospecha también responsable de suprimir el buen funcionamiento de la tiroides, causar problemas con la digestión de las proteínas y la absorción de los minerales, la infertilidad masculina y un descenso en la libido.

◆ **Los organismos manipulados genéticamente (OMG)** La biotecnología usa un método de ingeniería genética para re-diseñar formas de vida con el fin de satisfacer las demandas del mercado. Pero estas técnicas de empalmar en las células de nuestros alimentos el ADN de plantas, animales o microbios que no se relacionan con ellos no han sido debidamente probadas en cuanto a su seguridad y a nuestra salud se refiere. Se les introdujo en el mercado sin probar y las consecuencias de estos métodos no sólo ponen en riesgo nuestra salud, sino potencialmente toda la vida del planeta. Mientras que un grupo de científicos afirma que estos alimentos dañan nuestro sistema inmunológico, otros agregan también que se han visto efectos dañinos en estudios de laboratorio en animales. Los gobiernos alientan el uso de estas tecnologías no probadas en nuestros alimentos y no exigen que los alimentos que las contienen sean debidamente etiquetados. De ahí que la única forma de evadirlos hoy en día sea comiendo productos certificados como orgánicos. Europa tiene desde abril del 2004 una normativa que exige que estos alimentos sean etiquetados como tales para que los consumidores puedan identificarlos y evadirlos si así lo desean.. Para más información visita www.gefoodalert.org o también www.organicconsumers.org. Para darte una idea de lo que ésta comida manipulada hace: en 1998, el L-Triptófano, un complemento nutricional común manipulado genéticamente, le causó la muerte a 37 norteamericanos y dejó inválidos a otros 5 000, antes de que la FDA (Food and Drug Administration) lo prohibiera. Sí, la pregunta es obvia: ¿por qué no lo probaron antes? Simple y sencillamente porque no lo hacen, no te confíes, no están probando la seguridad de todo lo que te dan de comer, no lo están haciendo, TÚ debes cuidarte.

◆ **Jarabe de Maíz de Alta Fructosa** Un endulcorante más dicen por ahí, más si lo miras de cerca, estudios recientes confirman los peligros de ésta venenosa sustancia, la cual se encuentra verdaderamente en TODO lo que sabe dulce. Esta implicado en la obesidad, creando una propensión a la Diabetes ¿te preguntas ahora porqué la epidemia de obesidad y diabetes?, así como en la presión sanguínea elevada pues endurece las arterias, daños al hígado los cuales se muestran en cicatrices permanentes en el mismo que debilitan su habilidad para romper las grasas y las toxinas creando hígado graso. Y por si esto no fuera suficiente, ¡es maíz genéticamente manipulado! A menos que DIGA que NO está manipulado genéticamente, ¡puedes apostar tu lindo traserito a que sí lo está! ¡Oye! ¡Deja mucha plata!: es adictivo para que compres más y tiene una larga vida en los estantes lo cual se traduce a más $$$$$$$$. Casi puedes escuchar el ¡kching! de la máquina registradora...¡Qué dulzura! dirían los inversionistas.

10. Bebe bastante agua limpia y filtrada

Aproximadamente el 70% de tu cuerpo es agua y todas, absolutamente todas las reacciones químicas que continuamente se están dando para mantenerte vivo, se dan en un medio acuoso. De ahí la importancia de beber agua diariamente, y POR FAVOR, estoy hablando de AGUA, no de líquidos, aquí no entran el café, sodas y demás bebidas azucaradas, ni el agua de frutas, ni las bebidas "deportivas" señores y señoras. Para hacerlo un hábito sano, para estimular tu salud, hablo de beber agua sola, pura, limpia, natural, filtrada y ligeramente alcalina. Hazte el buen hábito de beber de seis a ocho vasos diarios de agua SOLA y asegúrate de que sea agua de manantial. Si te has sentido cansado al final del día, bebe agua de manantial y verás cómo te repones. La gente el día de hoy padece de deshidratación crónica; esperar a que te dé sed para beber es demasiado tarde: la sed es el último recurso que tu pobre cuerpo tiene para pedirte que bebas.

No la dejes llegar, piensa que cada vez que tienes sed estás castigando a tu organismo. Ahora, la limpieza y el origen del agua que bebas es de vital importancia, por supuesto, así como otras características que discutiremos en el siguiente capítulo. El agua embotellada es de dudosa procedencia, pues sólo llevándola a analizar puedes saber realmente en qué condiciones está. En mi opinión, lo mejor es comprar un buen filtro/ alcalinizador y beber agua filtrada en casa si recibes agua de pozos; si recibes agua de presas, mejor primero investiga un poco la susodicha presa. Es común ver un montón de desperdicios ser vaciados en las presas, aguas negras, desperdicios de hospitales, de granjas, de fábricas, de minas, etc. De asco. Nuestra agua hoy en día está contaminada con metales pesados, como plomo y arsénico con pesticidas y demás agro-químicos, lluvia ácida, etc.

Si bebes agua embotellada, ten mucho cuidado de que no sepa a plástico, si es así quiere decir que hay plásticos disueltos en ella y estos son carcinógenos. Nunca dejes una botella de agua en el auto por días y luego te la bebas, al calentarse con el sol la botella soltó estos plásticos en el agua y ahora te los vas a beber. Por regla general y los que recuerden química de la secundaria y de la prepa lo saben: el agua debe ser incolora, inodora e insípida. Si sabe a algo, huele a algo o tiene color, no es agua limpia y pura. Si instalas el filtro/alcalinizador, asegúrate de cambiarlo o darle mantenimiento seguido.

Para construir una dieta sana

La dieta ideal es un estilo de vida sano

La palabra "dieta" viene del griego y significa "una manera de vivir". La raíz latina significa "la jornada del día". Es así que la dieta ideal es un estilo de vida, una manera de vivir, una jornada diaria. Llamar a cualquier dieta "la dieta ideal para todos" implica no comprender los aspectos básicos de la nutrición y engañarnos a nosotros mismos creyendo que podemos encontrar una dieta a la cual podemos apegarnos por el resto de nuestra vida y olvidarnos por completo del asunto. La dieta ideal es la dieta individual que se adapta y fluctúa con nuestras necesidades. Se correlaciona con nuestro nivel de actividad, nuestro estado de salud, dónde vivimos, la época del año ¡y hasta el clima!

Aprendiendo a escuchar nuestras necesidades individuales, o mejor dicho: siguiendo nuestra habilidad natural y básica de intuir lo que nuestro cuerpo necesita, a través de la sabiduría interior que todos poseemos, es vital para mantener y adaptar nuestra propia "dieta ideal". El problema, por supuesto, es que nuestro actual estilo de vida y el ambiente tan bullicioso en el que vivimos nos aleja de este estado altamente sensible, y la mayoría de nosotros nos encontramos atrapados en lo que la sociedad tecnológica nos ofrece en lugar de crear lo que necesitamos para nutrirnos a nosotros mismos y a nuestras familias.

La dieta ideal es una integración de muchas corrientes de ideas y es primordialmente vegetariana sin ser estrictamente vegetariana, a menos que vivas en la tundra, en el Polo Norte o algo así, entonces tu dieta debes ser primordialmente carnívora, con algunos alimentos bajos en grasas saturadas, proteína de buena calidad tal como la del pescado y el pollo criado con ética, para aquellos que les importan los productos bilaterales que acompañan muchas veces la carne del pollo como son las hormonas, los antibióticos y el sufrimiento innecesario que le causan a los animales provocando una carne con excesos de adrenalina. Esta dieta incluye también un bajo consumo de productos lácteos para los adultos.

Cuando hablamos de construir una dieta sana, estamos hablando de un estilo de vida. Ésta no es una dieta para seguir por algunas semanas para luego volver a los viejos malos hábitos. Ésta es una dieta que mantendrá nuestro cuerpo en condiciones óptimas permitiéndole mantenerse sano y en el caso de enfermar, sanarse más rápidamente. La idea es transformar nuestra dieta y nuestros hábitos alimenticios para que funcionen, no con el único propósito de bajar de peso o de mejorar la salud temporalmente. Los que saben, saben que esto NO FUNCIONA.

No existe la dieta perfecta para todas las personas

Quien afirme lo contrario cae en un error. Hay tantas dietas sanas como personas en el mundo, pues cada quien tiene sus gustos y preferencias así como una bioquímica corporal diferente. Tenemos además historiales genéticos, culturales y de familia diferentes. Unas personas digieren bien ciertos alimentos, otras no. Lo que a unos los beneficia, a otros los daña, aunque existan principios básicos a seguir. A veces es necesario hacer cambios radicales, mientras que para otras personas se tratará sólo de pequeños ajustes.

Es primordial comprender que al crear tu propia dieta ideal, lo básico a considerar es la nutrición de tu cuerpo. De ahí parte todo, pues sin este soporte básico, que es la nutrición, para nuestra salud y nuestra vitalidad, el resto de nuestra vida tiene menos sentido.

Otra cosa muy importante es tener en mente que cuando hablamos de la dieta "ideal", la ponemos un poco fuera de nuestro alcance pues lo que estamos buscando es la perfección. Buscar la perfección en cualquier tarea que uno emprenda es el camino más rápido y seguro al fracaso. La "perfección" es muy difícil de conseguir, si no es que imposible, pues lo que es perfecto para ti, puede que no lo sea para mí, y ahí radica la importancia de crear la dieta sana que sea "perfecta para ti" y punto.

Por eso debes de ser muy paciente contigo mismo, y llévatela tranquilo. No hay prisa, a menos que tengas alguna enfermedad grave. Pequeños cambios diarios en los hábitos poco a poco hacen milagros.

A continuación te cuento de algunos hábitos a los que les debes prestar atención:

♦ **Comer de más**: Es probablemente el hábito más peligroso relacionado con la comida. Las razones por las que la gente come de más son generalmente emocionales y psicológicas y comúnmente se iniciaron en la infancia. Quizás también debido a una desnutrición severa donde el organismo constantemente está "antojado" de comida pues lo que busca es más nutrición y entonces vives eternamente hambriento. Es importante darles atención por tu cuenta o con un profesional, ya sea psicólogo o nutriólogo o ambos, y ser consciente de la cantidad de comida que comes. Comer de más no sólo nos lleva a ser obesos de por vida, sino que además es probablemente el enemigo más grande de la salud y la longevidad. Son muchos los estudios que demuestran con animales de laboratorio que los animales a los que se les alimenta menos viven más y mejor que a los que se les da de comer de más. También el estrés puede ser un disparador. Cualquiera de las razones, si éste es tu problema, debes atenderla ya. Esta es otra razón por la cual "de limpios y tragones están llenos los panteones".

♦ **Comer de menos**: Estas personas caen en el extremo contrario, no menos dañino, de casi no comer, como los anoréxicos y los bulímicos. También con mucho fondo psicológico y emocional, requiere atención profesional inmediata. Esta condición desencadena también peligrosas deficiencias nutricionales que acabarán por envejecerte y enfermarte más rápido de lo que cae un rayo. El resultado de matarte lentamente de esta manera es el envejecimiento prematuro.

♦ **Comer muy tarde**: Éste es un mal hábito de muchos mexicanos que cenan felices después de que anochece. Comer muy tarde, y de más, se convierte en un hábito que te roba de tu vitalidad, esto lo explico en el Capítulo 4, "Tu digestión es clave". La comida se queda sentadota en el estómago toda la noche y amaneces todavía "lleno" y sin haber aprovechado nada del alimento que consumiste. Es mejor tratar de comer antes de que anochezca, y poco, además de tener alguna actividad después de este último alimento. Este nuevo hábito te traerá, además de más salud, una mejor figura. Es uno de los grandes secretos de las personas delgadas: nunca comas demasiado después de las 6 de la tarde. Cena ligero.

♦ **Seguir una dieta rígida**: Por una dieta rígida me refiero a una dieta sin mucha variedad. Mucha gente cae en el hábito de "comer sólo lo que les gusta" y limitar su ingesta de alimentos en extremo. Es el clásico caso de aquel que sólo come hamburguesas y papas fritas y con sodas, para los jóvenes; o huevos, pan, tortillas, carne y frijoles para las personas adultas. Estas dietas son ambas muy deficientes y si quieres salud tienes que introducir mucha variedad en tu menú. Si éste es tu problema, prueba incluir un alimento nuevo diario en tu dieta; de preferencia algún vegetal, que son normalmente los más ignorados...

♦ **Los líquidos y la comida**: Este mal hábito lo tienen casi todos los comensales. Servirse tremendos vasotes de agua de frutas endulzada o en su archidefecto sodas para acompañar la comida. Cuando tu ingieres tantos líquidos junto con la comida, diluyes los jugos gástricos que digieren tu alimento y lo hacen más fácil de absorberse y por lo tanto capaz de nutrirte. Haces trabajar a tu páncreas de más, produciendo más enzimas para volver a crear la concentración adecuada para la digestión. Una vez que lo logró, ¿qué le haces al pobre? ¡Vuelves a echar líquidos al estómago y lo vuelves a diluir! ¡No se vale! Dale un respiro a tu pobre y agotado páncreas y por favor no te tomes más de 4 a 8 onzas de líquidos con la comida; o de preferencia haz como hacen los más sabios del planeta, los animales: NO BEBAS CUANDO COMES, BEBE ENTRE COMIDAS.

♦ **Haz de comer un placer**: Aquí entra el disfrutar de tu alimento, acompañado de gente grata, y relajado. Tómate tu tiempo en degustar cada bocado, debes de tomarte cuando menos 10 minutos par comer. Mastica y saborea tu alimento. Bendícelo. Cocinar en casa, o comer en casa, es esencial para un buena nutrición. Procúralo lo más que puedas en compañía de tus seres queridos, pues la comida también es un forma de amor.

Para obtener cualquier información sobre los alimentos y productos descritos escríbenos a :
bienestar@elfarodealonso.com
o visita nuestro sitio www.elfarodealonso.com

CAPÍTULO 2

El Agua: fuente de tu vida
y de tu juventud

> Esperar a tener sed para beber, es morir
> prematuramente y de manera dolorosa.
> Dr. Fereydoon Batmanghelidj

Bien dice el Dr. Batmanghelidj que el mejor remedio para todos los achaques es tan viejo como la vida misma: el agua. La mejor receta para mantenerse saludable y delgado, prevenir enfermedades, revertir los efectos de muchas enfermedades degenerativas, retardar el envejecimiento y combatir el dolor es sin lugar a dudas este líquido preciado. Así es, y antes de que me juzgues de loca, termina de leer el capítulo, y entérate cómo es que el agua, natural, pura y limpia, es el mejor regalo que le puedes dar a tu cuerpo.

Tu cuerpo recicla el equivalente a cuarenta mil vasos de agua cada 24 horas para mantener sus funciones normales. Diario, sin descansar, tu cuerpo depende del agua para su buen funcionamiento, pues tu cuerpo es 75% agua y sólo 25% materia sólida. Durante este proceso de reciclaje, tu cuerpo pierde aproximadamente de 8 a 10 vasos de agua diariamente, los cuales deben ser inmediatamente repuestos para el óptimo funcionamiento de tu cuerpo, pues son muchísimas las reacciones metabólicas que dependen de la hidrólisis para llevarse a cabo ("hidrólisis" significa disolver, romper, degradar, asimilar a través del uso de agua).

Actividades que dependen de la hidrólisis incluyen el rompimiento de proteínas en aminoácidos y el rompimiento de partículas grasas grandes en unidades más pequeñas que puedan usarse. Sin el agua que te tomas diario, o más bien que no te tomas, la hidrólisis no puede llevarse a cabo óptimamente y tu cuerpo tiene que recurrir a mecanismos de emergencia para suplir esa agua quitándosela y administrándola como en una sequía a diferentes sistemas y órganos de tu cuerpo que luego padecerán de problemas serios por esta falta crónica de agua. De la misma manera en que no esperas a que se le acabe la gasolina a tu auto antes de volver a llenarle el tanque, de esa manera debes de beber agua sin esperar a sentirte sediento. Por ningún motivo te dejes llegar la sed. La sed llega cuando ya hay deshidratación.

Sólo el agua que se mueve libremente por tu cuerpo, es decir, el agua que te tomas genera energía hidroeléctrica en la membrana de las células. El agua que ya estaba ahí almacenada no puede hacerlo pues está "ocupada" en otras funciones que no puede dejar. Por eso el agua debe consumirse a intervalos regulares durante todo el día, para que el cuerpo tenga suficiente y no recurra a mecanismos de emergencia. Lo mejor respecto al agua como fuente de energía es que cualquier exceso es desechado inmediatamente y en el proceso de desecharse se lleva consigo materiales tóxicos que sacó de las células. Es decir, que además de hidratarte y facilitar cientos de reacciones metabólicas vitales para el cuerpo, el agua que te tomas te desintoxica, aspecto vital hoy en día en el mundo tan contaminado que nos tocó vivir.

Cuando hay deshidratación porque la persona no está tomando suficiente agua, las células carecen de energía y necesitan depender más de la energía generada por los alimentos, los cuales a su vez necesitan de un buen suministro de agua para su procesamiento. En esta situación se le obliga al cuerpo a almacenar grasas y a utilizar sus reservas de proteína y almidones, puesto que es más fácil "romperlos" para su utilización que las grasas almacenadas. Esta es una de las razones por las que hoy en día la obesidad reina. Tanta gente gorda y obesa no sufre más que de una deshidratación crónica.

Quizá para ahora ya estés pensando "pero si yo bebo muchos líquidos". Pero no estamos hablando de líquidos aquí, estamos hablando de agua. Agua limpia y pura. Ojo: pura no es lo mismo que purificada. Es probable que las sodas que te tomas, y el té, el cafecito, el vino y demás bebidas con sabores, te quiten la sed, por el momento; pero no te están hidratando, ni los jugos de frutas lo hacen. Sólo el agua de manantial hidrata. De hecho de aquí derivan muchos de los problemas de salud hoy en día, de la creencia de que estas bebidas sustituyen al agua. Es cierto, estas bebidas CONTIENEN agua, sin embargo contienen también otras sustancias diuréticas que de hecho deshidratan, como la cafeína, el azúcar, el alcohol, además de que al agua que contienen le han quitado los minerales al purificarla. Estas bebidas, lejos de hidratarte, te deshidratan, pues para metabolizarlas el cuerpo utiliza el agua que ellas traían y más.

Le roban agua al cuerpo. Hasta la leche y los jugos; estos deben tratarse como alimentos, pues es lo que son. Los jugos contienen azúcar conocida como fructosa, que el cuerpo trata como a cualquier otra azúcar, es decir, la almacena como grasa. Si bien es cierto que se trata de una azúcar menos dañina que el azúcar refinada, también es cierto que sigue siendo azúcar. Beber demasiado jugo de naranja incrementa la producción de histamina y por lo tanto puede contribuir al asma y las alergias. La leche es un alimento y por lo tanto no sustituye al agua, viene acompañada de calcio y proteínas importantes para una buena nutrición, mas no hidrata las células.

Las sodas o refrescos, como ya lo mencionaba en el capítulo anterior, son anti-nutrientes. Es decir, lejos de proveerle algo bueno al organismo, le roban minerales importantes así como agua pues contienen cafeína, un diurético que obliga a los riñones a excretar agua aunque el cuerpo no lo necesite. Además contienen azúcar o en su defecto edulcorantes artificiales, los cuales de la misma manera que el azúcar, sólo que acompañados de más químicos dañinos, impulsan al hígado a almacenar estos azucares como grasas. Es una falacia que los refrescos o sodas "de dieta" no engorden; engordar no es un proceso que involucre sólo a las calorías, se trata de que el azúcar, o sustituto de azúcar, que contienen el cuerpo lo almacena de la misma manera como grasas.

Diez razones para evitar las sodas

❖ Las sodas o refrescos le roban el agua a tu cuerpo, son diuréticas: por cada soda que te tomas, requieres 8 vasos de agua para recuperar el agua perdida por ellas.

❖ Las sodas te podrán quitar la sed mas no te hidratan, lo cual te lleva a padecer deshidratación celular crónica. Ésta implica muchos problemas de salud.

❖ Los niveles elevados de fosfatos en las sodas te roban minerales importantes. Además, están hechas con agua purificada, que es ácida y te quita minerales.

❖ Las sodas le pueden quitar lo oxidado a la defensa de un auto, ¡imagínate lo que le hacen a tu sistema digestivo!

❖ Las cantidades industriales de azúcar en las sodas causan que el páncreas produzca demasiada insulina, lo cual te lleva después a una baja de azúcar. Hacer esto con regularidad causa diabetes y desbalances hormonales.

❖ Las sodas interfieren con la digestión. La cafeína y el azúcar que contienen minimizan el proceso de digestión, lo cual se traduce en una absorción mínima de nutrientes.

❖ Las sodas de dieta contienen aspartame, el cual ha sido ligado al insomnio, la depresión, las enfermedades neurológicas y un montón más.

❖ Las sodas son extremadamente acídicas, lo cual acidifica a su vez tu cuerpo. Son tan acídicas que pueden penetrar la capa de aluminio de las latas y disolverlo después de mucho tiempo. El aluminio está ligado a muchísimos problemas de salud. El cuerpo humano sano tiene un pH de 7.0 y las sodas de 2.5, lo cual quiere decir que al tomártelas estas ingiriendo algo 50 000 veces más ácido de lo que tu cuerpo debe de ser.

❖ Las sodas contienen grandes cantidades de benceno, ocho veces más de lo que se permite en el agua para beber. El benceno es un carcinogénico conocido.

❖ Las sodas son una de las peores sustancias que puedas poner en tu cuerpo, ni se te ocurra darle un traguito cuando te encuentres enfermo, solo te va a tomar más tiempo recuperarte por todos los químicos que ya te mencioné.

Una vez más, quiero aclarar que el propósito de este libro estriba en ser una guía práctica de salud. Por lo mismo, no vamos a entrar aquí en muchos detalles; entonces, le recomiendo a aquella persona que quiera profundizar más en este tema leer los libros siguientes: del Dr. F. Batmanghelidj: el que encontré traducido al español se titula *Los muchos clamores de su cuerpo por el agua* ("Your body's Many Cries For Water), pero también ha escrito *Agua: para la salud, para sanar, para la vida*

("Water: for Health, for Healing, for Life"), *Agua: receta médica para una vida más sana y libre de dolor* (Water: Rx for a Healthier, Pain-Free Life"), y por último, por si no fuera suficiente, *Agua: la nueva brecha inmunológica y medicina maravillosa contra el cáncer y el dolor* ("Water: the New Immune Breakthrough and Pain and Cancer Wonder Drug"). Otros títulos interesantes que tocan este tema son: el libro de Sang Whang, *Da marcha atrás al envejecimiento* ("Reverse Aging"), y el libro de Bob McCauley, *Las milagrosas propiedades del agua ionizada* ("The Miraculous Properties of Ionized Water").

En sus libros, el Dr. Batmanghelidj nos cuenta su fascinante historia de descubrimientos respecto al agua mientras fue prisionero político en Irán y de cómo tras años de estudios en esta área de la salud, le han quedado claras muchas de las diferentes maneras en las que el cuerpo humano muestra su necesidad de agua, incluyendo complicaciones localizadas como el asma y las alergias. También describe cómo el dolor localizado, tal como las agruras, la dispepsia, las reumas, el dolor de espalda, las migrañas, los dolores de piernas al caminar, la colitis y muchos más no son sino efectos de una falta de agua crónica. Mejor aún, en su libro describe además cómo es que muchas enfermedades degenerativas calificadas como "de causa desconocida" por la medicina, no son más que los efectos de una deshidratación crónica.

El programa de sanación del Dr. Batmanghelidj consta de tomar suficiente agua y suficiente sal ya que ésta ayuda a regular el agua en el cuerpo, ejercitarse con regularidad, ingerir una dieta balanceada llena de minerales que incluya muchas frutas y vegetales, ácidos grasos esenciales, excluir la cafeína y el alcohol, y meditar para sanear los aspectos mentales y psicológicos de un padecimiento. Este tema lo tocaremos más delante, en el capítulo 10. También recomienda dejar por completo los edulcorantes artificiales, involucrados hoy en día en tantos escándalos de salud. El cuerpo necesita no menos de dos litros de agua diarios y media cucharadita de sal para compensar las pérdidas en la orina, la respiración y la sudoración. Sí, sal; la sal no es el enemigo, el abuso de la sal lo es. Muchos se han dedicado a crucificarla cuando en realidad se requiere un poco de ella diariamente para una buena salud.

Es importante hacer notar aquí también que conforme vamos envejeciendo vamos perdiendo la habilidad para reconocer la sed, así como vamos perdiendo la agudeza de los sentidos, el apetito sexual, el estado alerta y demás.

Debido a esta pérdida gradual de la habilidad para reconocer la sed, nuestro cuerpo va cayendo en una creciente deshidratación crónica desde una edad adulta temprana.

Conforme vamos avanzando en edad vamos perdiendo más fluido en las células. Ya que el agua que nos bebemos provee a la célula del volumen y las funciones requeridas, disminuir esta ingesta de agua diaria afecta la actividad celular. Es la razón por la cual las células del cuerpo pierden volumen de agua, y como resultado la deshidratación crónica crea muchos síntomas que equivalen a enfermedades cuando la variedad de los síntomas de deshidratación no se comprende. Por lo tanto, las personas de mayor edad tendrán que hacer más énfasis en tomar agua suficiente. Es un círculo vicioso en el que no debes dejar caer a tu cuerpo. Si quieres verlo como una tarea, hazlo. Pero bébete las cantidades de agua que aquí recomiendo.

Procura tomarte dos vasos de agua ionizada y alcalina (16 onzas) en la mañana en cuanto te levantes de la cama para reponer la deshidratación después de tantas horas sin beber. Procura tomarte también un vaso de agua de ocho a dieciséis onzas media hora antes de los alimentos, de esta manera estarás facilitando la digestión sin diluir los jugos gástricos. Si se te olvidó tomarte el agua, es preferible que la bebas aunque sea con los alimentos que quedarte sin ella durante la digestión, pues el cuerpo necesita tener agua a su disposición para una buena digestión. Y una vez más, POR FAVOR, agua, agua limpia y pura. Ojo: pura no es lo mismo que purificada. Con pura me refiero a que el agua esté sola, sin jugos ni frutas, ni edulcorantes, saborizantes, etc.

En mi opinión, el único líquido que deberíamos beber diariamente es el agua sola; eso hacen los animales y mira qué sanos y delgados están. Limita las bebidas que no sean agua sola para de vez en cuando, una vez al día, y bebe cuando menos una onza de agua por cada kilogramo de peso: si pesas 60 kilos, bébete cuando menos 60 onzas de agua diarias que son cerca de dos litros. Mínimo. Idealmente podríamos beber hasta DOS onzas de agua por cada kilogramo de peso. Esto sería un galón de agua diario para una persona arriba de los 60 kilos. En un día caluroso yo me lo bebo y no peso los mentados 60 kilos. Piensa una cosa, el envejecimiento, no es otra cosa más que una deshidratación crónica, nos sucede lo que a la uva que se convierte en pasa. La mayor diferencia entre tu cuerpo y el de un bebé, es que el del bebé está mucho más hidratado, su cuerpo es 90% agua y el tuyo más o menos 70-75%. No bebas más de un litro de agua por hora o litro y medio de agua ionizada por hora, pues tu cuerpo sólo puede procesar cierta cantidad en determinado tiempo, y puedes literalmente ahogar tu cerebro, se han dado muertes así.

Es un proceso complejo pero el dato a recordar es: no más de un litro por hora. En circunstancias normales, el adulto promedio necesita cuando menos dos litros de agua para reponer lo que su cuerpo gasto en procesos diarios; mas para utilizar el agua como una terapia anti-edad y de sanación, el adulto promedio necesita de 1.5 a 2 galones de agua diarios.

Cuarenta y seis razones por las que tu cuerpo necesita agua todos los días, según el Dr.Batmanghelidj

- ◆ Sin el agua, nada puede vivir.
- ◆ La falta de agua compromete y eventualmente mata aspectos vitales del cuerpo.
- ◆ El agua es la mayor fuente de energía.
- ◆ El agua genera energía magnética y eléctrica dentro de cada célula, les da el poder para vivir.
- ◆ El agua es el adhesivo que une en la estructura de la célula.
- ◆ El agua previene el daño al ADN y vuelve sus mecanismos de reparación más eficientes.

- ◆ El agua incrementa de gran manera la eficacia del sistema inmunológico en la médula de los huesos donde ésta se forma.
- ◆ El agua es el solvente por excelencia de los alimentos, vitaminas, y minerales. Se usa en la digestión de la comida para poder asimilarla.
- ◆ El agua energiza los alimentos y estos a su vez energizan el cuerpo.
- ◆ El agua incrementa la absorción de sustancias esenciales de los alimentos.
- ◆ El agua se utiliza para transportar todas las sustancias dentro del organismo.
- ◆ El agua incrementa la eficacia de las células rojas al recolectar oxígeno de los pulmones.
- ◆ Cuando el agua llega a una célula, le trae oxígeno y se lleva consigo gases de desperdicio a los pulmones para ser desechados.
- ◆ El agua limpia los desechos tóxicos de diferentes partes del cuerpo y los lleva a los riñones y el hígado para eliminarlos.
- ◆ El agua es el lubricante por excelencia en las articulaciones y ayuda a prevenir la artritis y el dolor de espalda.
- ◆ El agua se utiliza en los discos dorsales para que absorban el golpe al andar, como cojines.
- ◆ El agua es el mejor lubricante y laxante que hay para prevenir el estreñimiento.
- ◆ El agua ayuda a reducir el riesgo de los ataques cardiacos y las embolias.
- ◆ El agua ayuda a prevenir que se tapen las arterias del corazón y del cerebro.

- El agua es esencial para el enfriamiento y calentamiento del cuerpo.
- El agua suministra energía eléctrica para el buen funcionamiento del cerebro, en especial para pensar.
- El agua se necesita directamente para la manufactura de los neurotransmisores, como la serotonina.
- El agua se necesita directamente para la producción de todas las hormonas hechas por el cerebro, en especial la melatonina.
- El agua puede ayudar a prevenir el Desorden del Déficit de la Atención tanto en niños como en adultos.
- El agua incrementa tu eficiencia en el trabajo, expande tu capacidad de poner atención.
- El agua es la mejor bebida que existe ya que no tiene efectos secundarios.
- El agua ayuda a reducir el estrés, la ansiedad y la depresión.
- El agua restablece los ritmos normales del sueño.
- El agua ayuda a reducir la fatiga, nos proporciona la energía de la juventud.
- El agua vuelve la piel más tersa y ayuda a disminuir los efectos del envejecimiento.
- El agua lubrica y da brillo a los ojos.
- El agua ayuda a prevenir el glaucoma.
- El agua normaliza los sistemas de manufactura de la médula ósea y ayuda a prevenir la leucemia y el linfoma.

- El agua es absolutamente vital para hacer al sistema inmunológico más eficiente en diferentes regiones para combatir las infecciones y las células cancerosas en donde se formen.
- El agua diluye la sangre y previene que ésta forme coágulos durante la circulación.
- El agua disminuye los síntomas premenstruales, así como el dolor menstrual y los bochornos.
- El agua y los latidos del corazón crean la dilución y las olas que evitan que las partículas formen sedimento en la corriente sanguínea.
- El cuerpo humano no tiene agua de donde tomar cuando viene la deshidratación, es por esto que debemos beber regularmente durante el día.
- La deshidratación previene la producción de hormonas sexuales, una de las causas principales de la impotencia y la falta de libido.
- Beber agua separa las sensaciones del hambre y la sed para no confundirlas.
- Para bajar de peso, el agua es la mejor manera y la más eficaz, toma agua a tiempo y baja de peso sin mucha dieta.
- La deshidratación causa depósitos tóxicos en los espacios intersticiales, o sea entre tejidos, en las articulaciones, en los riñones, en el hígado, en el cerebro y en la piel. Beber suficiente agua limpia estos depósitos.
- El agua reduce la incidencia de las náuseas matutinas en mujeres embarazadas.

♦ El agua integra las funciones de la mente y del cuerpo, incrementa la habilidad para reconocer las metas y los propósitos.

♦ El agua ayuda a prevenir la pérdida de la memoria al envejecer. Ayuda a reducir el riesgo de padecer Alzheimer, esclerosis múltiple, Parkinson y Lou Gehrig.

♦ El agua ayuda a revertir las urgencias adictivas, incluyendo la de la cafeína, el alcohol y algunas drogas.

Espero que después de leer todas estas razones ya hayas ido a tu cocina por un vaso enorme de agua, de preferencia ionizada y alcalina.

Hay de aguas a aguas...

Retomando el tema del agua pura y no purificada, yo no recomiendo para nada el agua embotellada. Además de tener una procedencia dudosa y estar purificada lo cual quiere decir que le quitaron los minerales que contenía, en el proceso de embotellamiento del agua y al desechar las botellas estamos contaminando el planeta de una manera tremendamente irresponsable. Se usan 2.7 millones de toneladas de plástico cada año tan sólo en los Estados Unidos para la producción de agua embotellada y 1.5 millones de barriles de petróleo para su elaboración. No colabores con este crimen. Si quieres beber agua de calidad, cómprate un buen filtro de carbón y un alcalinizador/ionizador y bebe el agua que llega a tu casa. Vas a beber agua de mejor calidad, vas a

Claudia María Villaseñor

echarle la mano a nuestra madre Tierra y vas a ahorrarte mucho dinero a largo plazo. Te recomiendo buscar bien el filtro alcalinizador/ionizador, de una marca a otra hay mucha diferencia. Además hacer analizar el agua para asegurarte de que esté limpia y no contenga químicos o metales.

Está comprobado que el consumo adecuado de agua y de un agua limpia y ligeramente alcalina previene enfermedades y detiene el envejecimiento como ninguna otra cosa.

Probablemente de todos los consejos de salud que leas en estas páginas y de todos los que yo he leído en muchos otros libros, el camino más rápido y directo para un bienestar digestivo y general, es un alcalinizador/ionizador del agua, según recomienda la Dra. Elizabeth Lipski en su libro *Bienestar digestivo* ("Digestive Wellness"). Beber agua ligeramente alcalina ionizada es sin lugar a dudas lo mejor que puedes hacer por tu salud, aparte de beber suficiente agua.

El agua a la que se refieren muchos de estos doctores y científicos, que estudian el agua como medicina, no es cualquier agua, es agua muy limpia, libre de metales pesados, pesticidas, cloro, químicos y bacterias. Y además agua un tanto alcalina, de un pH de 8.5 a 9.5, y con un poder antioxidante tremendo. Esta agua alcalina es agua a la que se le pasó por un ionizador que separa el agua en agua ácida y agua alcalina. Cuando una molécula del agua H_2O es ionizada, ésta se divide en dos: H+ (hidrógeno) y OH- (hidróxilo). Cuando hay más iones H+ en el agua que OH-, el agua es ácida; en el caso contrario, cuando hay más OH- presente, esta agua es alcalina. Si tiene el mismo número de uno y de otro, es neutral, pH 7. Cualquiera que haya estudiado algo de química puede ver que el agua alcalina contiene más oxígeno que el agua neutral o ácida. Y es esta abundancia de oxígeno lo que la vuelve tan benéfica para la salud. Aunque un poco costosas, estas maquinitas para alcalinizar/ionizar el agua ya se venden por todos lados.

Vale la pena invertir en este instrumento, con evitar cualquier cirugía se paga solo. Escríbeme para recomendarte el mejor según lo que he aprendido en años de conocerlos.

El agua embotellada, aparte de ser un tanto ácida, a veces al distribuirla la dejan al sol, y con el calor del sol se filtran químicos de los plásticos de las botellas en el agua y luego tú te los bebes. Ojo.

Comentaba este asunto hace un tiempo, una persona me decía: "es que el agua es agua". No señores, el agua no es agua, hay de aguas a aguas. Tan es así que no te beberías el agua del inodoro, ¿verdad? Las propiedades del agua pueden variar mucho, y dentro de los procesos de purificación tenemos por ejemplo "agua destilada", que yo no recomiendo para beber pues está desprovista de minerales; esta agua, como el agua siempre suele hacer, tendrá la tendencia a estabilizarse, es decir recuperar lo perdido en el proceso de destilación, y por lo tanto una vez que entre en tu cuerpo buscará recuperar sus minerales, los cuales los sacará de tu organismo, de tus huesos. Por eso no recomiendo beber agua destilada. No recomiendo ningún agua purificada: ni por destilación, ni por osmosis inversa, ni por deionización. Purificar el agua significa limpiarla de todo, incluyendo los minerales y demás compuestos del agua que tu cuerpo necesita. Esta agua está muerta, tal y como lo comprobó el científico japonés Masaru Emoto.

La mejor agua para beber es entonces el agua alcalina ionizada. Este es un tema que puedes profundizar en el libro de Bob McCauley, *Las Milagrosas Propiedades del Agua.* Para comprender sus beneficios es importante primero explorar el tema de la acidez o la alcalinidad del organismo. El cuerpo tiene un pH (medida de alcalinidad o acidez) para mantenernos vivos, pH que no debe confundirse con el pH de la sangre. Si este pH cambiara, el de la sangre, morirías inmediatamente, por lo mismo el cuerpo lo mantiene estable a toda costa.

Sin embargo, el pH del cuerpo, en los líquidos intersticiales, se ve afectado por los alimentos que consumimos así como por las bebidas que alteran el pH del organismo con el residuo que dejan en él al ser digeridos. Este pH no tienen nada que ver con el sabor de la comida. Veamos un par de ejemplos: aunque un limón es de sabor ácido, el residuo que deja en el organismo al digerirse es alcalino, en cambio el azúcar, tan dulce, deja un residuo ácido en el organismo al ser digerida. El residuo ácido que dejan en el organismo estos alimentos no siempre es eliminado apropiadamente por el cuerpo, y cuando esto sucede se reabsorbe en el mismo depositándose en los tejidos, creando muchos problemas de salud. Es este depósito en los tejidos el que determina nuestra salud: entre más ácidos permanezcan allí, más problemas de salud se presentan; por el contrario, al alcalinizar el residuo de los alimentos, y por lo tanto evitar este depósito de residuo ácido en los tejidos, estamos promoviendo nuestra salud.

El cuerpo humano es maravilloso y milagroso, y para balancear esta alcalinidad/acidez recurre a métodos de emergencia y poco deseables como la extracción de minerales de los huesos para contrarrestar los efectos de una dieta demasiado ácida, tema que tocamos más a fondo en el capítulo 5. En su libro *Alcaliniza o muere* ("Alcalize or Die"), el Dr. Theodore A. Baroody explica a fondo este proceso y sugiere una dieta a seguir para evitar esta desmineralización.

Una forma rápida, fácil y eficaz en la que tú puedes ayudarle a tu cuerpo a mantener esta alcalinidad es bebiendo agua alcalina ionizada. El agua ionizada es un agua que al pasar por el alcalinizadro/ionizador no sólo adquiere un pH alcalino (8.0-9.9) sino que, además, está estructurada en grupos de moléculas más pequeños y por lo mismo tiene mayor facilidad de penetración en las células, hidratándolas mejor y más rápido. El agua ionizada, además, por si esto fuera poco, tiene un Potencial de Reducción de la Oxidación tremendo, es decir, que detiene el envejecimiento y es por lo tanto el mejor de los antioxidantes, tema a explorar en el capítulo 5.

Los beneficios del agua ionizada son muchos:

♦ Te abastece de energía.
♦ Provee al cuerpo con mucho más oxígeno que el agua sin ionizar.

- Provee al cuerpo con Potencial de Reducción de la Oxidación negativo, el cual contrarresta los efectos de la oxidación en el cuerpo que conocemos como envejecimiento.
- El PRO negativo rejuvenece el cuerpo en un nivel celular, revirtiendo así el proceso biológico del envejecimiento.
- Retira el residuo ácido y las toxinas del cuerpo.
- Promueve la salud general y la sanación al devolverle al cuerpo el balance del pH.
- Hidrata al cuerpo hasta seis veces más efectivamente que el agua convencional.
- Los minerales que se ionizan se pueden asimilar más fácilmente en el cuerpo debido a su carga iónica.
- Promueve la regularidad del intestino al limpiar el cuerpo.
- Ayuda a aliviar las alergias estacionales.
- Es extremadamente desintoxicante con sus iones de carga negativa y los grupos de moléculas de agua más pequeños de forma hexagonal.

Para obtener cualquier información sobre los mejores filtros alcalinizadores ionizadores descritos en éste capítulo escríbenos a :
bienestar@elfarodealonso.com
o visita nuestro sitio www.elfarodealonso.com

CAPÍTULO 3

Limpia tu templo: desintoxícate

Las mejores medicinas son el descanso y el ayuno.
Benjamín Franklin

Ya te platiqué de todo lo que te está envenenando, ahora antes de que te me agüites déjame contarte cómo te puedes desintoxicar. Es muy fácil.

Desde sus inicios, la humanidad ha buscado rituales de purificación, tales como los temazcales, saunas, ayunos. Estos rituales de purificación se encuentran en todas las culturas, en todas las filosofías de este hermoso planeta, lo hacen los musulmanes, lo hacen los judíos, lo hacen los cristianos, lo hacen los budistas, lo hacen los paganos. Ayunar era un ritual popular entre grandes maestros como Jesús, Buda y Juan Bautista, quienes buscaban la claridad mental y espiritual que estos rituales proporcionan. La desintoxicación o purificación del cuerpo es el pilar de toda gran filosofía de salud ya sea de orientación curativa o preventiva.

Se dice que la salud de un individuo se puede medir por la capacidad que tiene su organismo para desintoxicarse. El cuerpo necesita desintoxicarse de toxinas externas (exotoxinas) que vienen de los alimentos que ingerimos, el agua que bebemos, las medicinas que tomamos, el aire que respiramos, el electromagnetismo a nuestro alrededor, la contaminación de autos, aviones, por nombrar algunos ejemplos. Además existen otro tipo de toxinas que nuestro cuerpo produce (endotoxinas), las cuales si no son eliminadas del cuerpo pueden irritar e inflamar los tejidos. Estas endotoxinas se absorben en el torrente sanguíneo y crean una formación de anticuerpos causando una reacción autoinmune, haciendo que el cuerpo se ataque a sí mismo.

Al ayudarle a nuestro cuerpo a librarse de éstas toxinas, lo ayudamos a sanar.

Otras toxinas creadas por el cuerpo pero que no vienen de sustancias ingeridas son las que resultan del estrés crónico, la ira, la frustración, la falta de sueño y básicamente la mayor parte de las cosas que encuentras en la sociedad moderna, como el tráfico, la gente difícil, las disfunciones familiares, la muerte y el dolor emocional. Estas cosas no pueden evitarse y nuestro cuerpo busca defenderse creando un montón de hormonas que lo estresan como epinefrina y norepinefrina. La única solución real para controlar esto es la meditación, el sueño profundo, el ejercicio como la yoga, la visualización y toda técnica que controle el estrés. Librarnos de éstas toxinas es tan importante como librarnos de las exotoxinas, ya que al estrés se le conoce hoy en día como el asesino silencioso. Para más información sobre este tema consulta el capítulo 10.

Es así que los pilares de la medicina preventiva son:

a) remover irritantes, sea alimento, medicina o microbios, y estrés,
b) proveer al organismo de una excelente nutrición,
c) remplazar la flora intestinal perdida,
d. complementarse con enzimas y ácido hidroclorhídrico, y
e) darle al cuerpo tiempo y espacio para sanarse. Esto es lo que hace el ayuno, darle al cuerpo tiempo y sobre todo espacio para sanarse.

Cada semana se descubren (inventan) aproximadamente 6000 químicos nuevos en el mundo, que vienen a sumarse a más de 300 000 químicos nuevos anualmente.

Cada año la persona promedio come aproximadamente 6 kilos de aditivos de la comida como colorantes y saborizantes artificiales, conservadores, emulsificantes, humectantes y anti-microbiales.

Existen varios órganos y sistemas que asisten al cuerpo en esta desintoxicación, siendo quizá los más relevantes el hígado y el colon, pero sin restar importancia a la piel, el órgano más grande de nuestro cuerpo, que a través de la sudoración elimina muchas toxinas, los riñones y la vejiga a través de la orina, los pulmones en la respiración y el sistema linfático.

Durante un programa de desintoxicación, tu cuerpo recicla más rápidamente los materiales necesarios para construir células nuevas, sacar las viejas y reparar las dañadas.

La mayoría de estos programas se enfocan al hígado y al colon, dada su relevancia. Por eso el hígado es quizás el órgano más explotado y trabajado del organismo. Aquí encontrarás métodos para darle un merecido descanso. Es siempre una buena idea consultar a tu médico antes de iniciar un programa de desintoxicación, aunque los que aquí menciono son ligeros pero eficientes. Existen libros enteros sobre el tema de la desintoxicación, si quieres profundizar existe mucha literatura y centros donde te puedan asesorar para hacer una limpieza más a consciencia. Los hay desde enemas, a colónicos y ayunos hasta limpiezas metabólicas, pasando por vapor, sauna, baños de lodo, programas de desintoxicación herbal, etc.

Para que no te confundas, busca un programa que cumpla los siguientes requisitos: a) que se integre a tu estilo de vida y tus valores, b) que sea eficiente y c) que sea gentil y honre y nutra tu cuerpo. Los programas de desintoxicación que aquí describo son programas gentiles recomendación de la Dra. Linda Page y que la mayoría de las personas pueden hacer sin supervisión médica, más si tienes algún padecimiento y tomas medicinas es mejor buscar supervisión profesional. Sobre la desintoxicación se han escrito libros enteros y no pretendo aquí, en estas pocas páginas, abarcar el tema ni mucho menos, es sólo una introducción al concepto y a la práctica. Si te interesa profundizar en el tema, te recomiendo busques un libro dedicado exclusivamente a esta cuestión.

Los programas de desintoxicación se recomiendan cuando menos cada seis meses; por ejemplo, uno en el otoño y otro en la primavera. Pero entre estos puedes llevar a cabo uno muy, muy sencillo, que hasta lo puedes hacer una vez a la semana: consiste en tomar mucha vitamina C.

El del agua

Simplemente, beber diario un galón de agua te desintoxica; y si esta agua es alcalina, su poder desintoxicante es mucho muy superior. Hay quienes hacen ayunos de muchos días sin nada más que agua, como los hacía Jesús, estos ayunos son para profesionales del ayuno. El ayuno del agua se puede hacer de sólo 24 horas y también es efectivo, si se hace con agua alcalina es doblemente efectivo.

Desayuno significa dejar de ayunar, así que una práctica sana puede ser continuar este ayuno al no desayunar y en cambio beber solamente agua durante el resto del día hasta la tarde. En la tarde lo mejor es una comida ligera para romper el ayuno.

El de la Vitamina C

La vitamina C ha destacado por su habilidad para remover toxinas bacterianas, drogas, toxinas ambientales y hasta metales pesados. Es gentil y potente. Niveles altos de vitamina C en el organismo no sólo desintoxican el cuerpo sino que además estimulan el sistema inmunológico y ayudan a balancear la flora intestinal. Este método se puede emplear entre programas más elaborados de desintoxicación y sobre todo al primer síntoma de un resfriado o infección. Si tu sistema inmunológico se ha visto afectado o has estado expuesto a muchas toxinas, es una buena idea hacer este programa una vez a la semana por un mes o dos.

Los días que no hagas el enjuague de Vitamina C tómate cuando menos de 2 000 a 3 000 mg de Vitamina C diarios ya que los seres humanos somos los únicos animales que no producimos nuestra vitamina C y por lo tanto tenemos que proveérsela constantemente al organismo.

Procura tomártela en dosis de 500mg cuatro o seis veces al día ya que por ser una vitamina soluble en agua tu cuerpo la elimina muy fácilmente a través de la orina, entonces si te tomas mas de esta cantidad estarás desperdiciando el resto pues tu cuerpo simplemente lo evacuará. Ahora, para hacer este enjuague de Vitamina C busca ascorbato C en polvo en la farmacia, y a continuación necesitas tomar vitamina C hasta el punto de saturar tus tejidos. Esto es hasta que te dé diarrea. Debes tomar media cucharadita de Vitamina C (como 2 500 mg) cada quince minutos, mezclada con agua o jugo hasta que te dé una diarrea de tipo acuosa. No te detengas al experimentar gas, necesitas provocar la diarrea. Anota cuánta vitamina C necesitaste para lograr este punto, pues esto te permite conocer tu dosis óptima, a veces necesitarás más si estás estresado o si te sientes mal con un resfriado o cansado. Una vez que conoces tu dosis ideal, tómate diariamente la mitad o tres cuartos de esta dosis en cantidades divididas a lo largo del día, con el tiempo quizás necesites más pero una vez que tu cuerpo comience a hacer las reparaciones adecuadas esta dosis va a disminuir.

El de las frutas y los vegetales

Ésta es una limpieza más profunda y prolongada, y por lo mismo vale la pena. El reto consiste en comer sólo frutas, verduras y arroz integral (yo sólo recomiendo el arroz integral pues el arroz blanco está completamente desprovisto de la mayoría de sus nutrientes, además de la fibra) durante siete a diez días, usando sólo aceite de oliva o jugo de limón para condimentarlos. Las frutas y las verduras frescas son una excelente fuente de nutrientes y minerales alcalinizantes y por lo tanto estimulan los medios de desintoxicación.

Los primeros días requerirás ajustar tu mente y tu cuerpo a este cambio, es una disciplina, y puede ser que experimentes alguno de los efectos no placenteros de la liberación de toxinas de tus tejidos que pueden ser dolores de cabeza, mal aliento, erupciones en la piel, y cambios en tus movimientos intestinales, todo esto como resultado de dejar de lado la cafeína, el azúcar, el alcohol, y otras sustancias tóxicas.

Todos estos malestares son un indicador de que vas por buen camino, no desistas; significa que estás eliminando suciedad de tu templo y tu cuerpo está sufriendo más o menos lo que sufren los adictos en los centros de rehabilitación cuando los limpian de la droga, es de verdad más o menos lo mismo. Échale ganas. Para facilitar esta expulsión de toxinas, bebe mucha agua, mucha, tés herbales, jugos diluidos o, vamos, agua de frutas pero SIN AZUCAR, ni sacarina, Aspartame, Splenda ni ninguna tontería de esas. El té de Diente de León es en especial bueno para la desintoxicación y el té de Manzanilla te ayudará a relajarte y dormir mejor durante el proceso; en tu tienda o centro naturista te pueden informar sobre otros productos que suavemente faciliten esta expulsión. Por favor asegúrate de que te recomienden productos suaves y no algo que te vaya a ocasionar una verdadera catarsis a menos que esto sea algo que tú estés buscando y desees. Muchas personas experimentan erupciones en la piel mientras la piel se esfuerza por sacar todos estos tóxicos del cuerpo. Meterte a un sauna o vapor y frotar tu piel con un cepillo de cerdas suaves es una buena idea. Consiéntete.

Si te llegaras a estreñir, atiéndelo inmediatamente pues el estreñimiento abre la puerta para que las toxinas que estás eliminando se vuelvan a reabsorber, puedes hacerte un lavado intestinal, es muy recomendable durante el ayuno. Come mucha fruta y verduras ricas en fibra, como las manzanas, el brócoli, las lechugas pero no de bola por favor, busca una más nutritiva, recuerda: entre más verde, más nutrición. También coliflor, zanahorias, plátanos, fresas, frambuesas, espinacas, acelgas. Puedes tomar un suplemento de fibra de los que venden en las tiendas naturistas como las semillas de Psyllium o de linaza. Asegúrate de beberlos con muchísima agua. La sábila también ayuda a regularizar tus movimientos intestinales.

Una vez que pasaron siete o diez días, lentamente re-introduce un alimento a la vez y observa cómo reacciona tu cuerpo. ¿Comiste trigo e inmediatamente subiste de peso? Quizá seas alérgico al trigo, ahora ya lo sabes y puedes decidir si sigues pasadito de peso o le dices adiós al trigo durante unos dos a cuatro meses y luego vuelves a probar comerlo evaluando tus reacciones. Muchas veces las alergias se alivian simplemente con eliminar el agresor un tiempo.

Comienza por los alimentos más suaves como las verduras cocidas, luego los frijoles, el tofu, el pollo, y el pescado. Luego agrega los granos y verifica si hay alergias por ahí. Luego las semillas, las nueces y los productos lácteos como el yogurt y el jocoque.

El de los jugos y caldos

Como puedes ver, vamos aumentando de intensidad. Los grandes maestros hacían ayunos de pura agua, pero en aquel entonces el agua estaba de verdad pura y no existía la sobrecarga de químicos en sus organismos que nosotros llevamos en la actualidad. Hoy en día, yo soy también de la idea así como la doctora Linda Page, de no recomendar un ayuno de pura agua, y aunque hace unos pocos años todavía lo hice, ahora comprendo que es demasiado estresante para el sistema por la cantidad de toxinas que se liberan tan rápido en el organismo, es casi como envenenarte. Los ayunos de pura agua se le deben dejar a aquellos que practican el ayuno seguido y que llevan dietas rigurosas libres de casi todos los tóxicos de hoy en día. Es decir, gente que no está tan intoxicada como la mayoría de nosotros. Por esto, lo más "agresivo" que yo puedo recomendar aquí dado que esta es una guía práctica, es un ayuno de tres a siete días de puros jugos de frutas y verduras o caldos de verduras, té herbal y agua, por supuesto, mucha agua.

Este es un ayuno que sigues como el ayuno anterior, pero de líquidos. Este ayuno lo comienzas todas las mañanas con un vaso grande de agua tibia al que le exprimiste el jugo de un limón. Esto es con el fin de ayudar al hígado a desintoxicar y desintoxicarse. El resto del día, bébete todos los jugos de frutas y verduras NATURALES que quieras. Por favor no intentes hacer este ayuno con jugos comprados en el supermercado, se trata obviamente de desintoxicar y para ello necesitas lo hecho en casa. También puedes hacer un caldo de verduras y luego molerle las verduras en el mismo para que te las puedas beber, sobre todo por la fibra. La idea es hacerle la tarea muy fácil al sistema digestivo, para que pueda el cuerpo dedicar su energía a desintoxicar y reparar tejidos.

Estos ayunos los puedes complementar con un temazcal o varios, un sauna o vapor, un masaje linfático o de relajación también viene bien, o simplemente sumergirte en la tina con el agua lo más caliente que la aguantes, y a la que le vas a agregar medio kilo de bicarbonato de sodio y medio kilo de sal, y te vas a remojar ahí hasta que el agua se enfríe. Antes de meterte, tomate un vaso de agua tibia con ½ cucharadita de sal y ½ cucharadita de bicarbonato de sodio. No te bañes o laves en cuando menos cuatro horas.

Es muy importante que durante un ayuno descanses mucho; si quieres ejercitarte un poco, tiene que ser muy ligero. Se trata de conservar energía para el proceso de desintoxicación, ya que el hígado está muy ocupado mientras duermes. También toma en cuenta que durante estos ayunos verás una disminución de peso, es lógico; si deseas mantenerlo, éste es el momento de introducir nuevos hábitos alimenticios. De otra manera, no te sorprendas al ver que todos los kilos regresan, esto también es normal, pues una dieta efectiva es una dieta que se convierte en un estilo de vida.

Y ya para terminar con este tema, aprovecho aquí para explicar por qué yo no recomiendo el consumo de la carne de res y de puerco, cuando menos no diariamente como muchas personas lo hacen. Y es que estas carnes son muy grasosas (35%), comparadas con otras como el pollo sin piel o el pescado (3%). Y precisamente en los tejidos grasos es donde se acumulan o guardan las toxinas. Todos los químicos y tóxicos como pesticidas, antibióticos, metales, etc., se guardan en los tejidos grasos y cuando tú comes estas grasas, es como si te estuvieras comiendo tremendas bodegas de tóxicos. Lo mismo sucede con la mantequilla y la crema, que son tan grasosas. De ahí la recomendación de buscar productos orgánicos o carnes de animales alimentados con pastos libres de pesticidas, ya que estos productos contienen una carga tóxica muy inferior a sus contrapartes convencionales.

Claudia María Villaseñor

Para obtener cualquier información sobre los alimentos y productos descritos escríbenos a :
bienestar@elfarodealonso.com
o visita nuestro sitio www.elfarodealonso.com

CAPÍTULO 4

Tu digestión es clave: poder enzimático y bacteria amigable

Si el paciente ha visitado a más de cuatro médicos,
la nutrición es probablemente la respuesta.
Abraham Hoffer, M.D.,Ph.D.

Mejora tu digestión y mejorarás tu salud. Es un hecho. Y si crees que tu digestión es muy buena, te invito a que leas éste capítulo para que comprendas cómo es que, aunque no tengas quejas, tu digestión necesita atención inmediata.

Se dice que el área de la superficie de absorción de la mucosa intestinal, midiendo de arriba abajo y alrededor de los pliegues, es más o menos como del tamaño de una cancha de tenis. Cuando reflexionamos sobre esto, nos podemos dar cuenta de la relevancia que tiene todo lo que comemos sobre nuestra salud. Con esta área de absorción tan amplia, es difícil pensar que al cuerpo se le escape algo; es decir, ten por seguro que todo lo que te comas, tu cuerpo lo va a absorber un poco o un mucho, bueno o malo. Y así, para bien o para mal, estas sustancias van a afectar tu salud. Ya hablábamos de los anti-nutrientes y cómo estos alimentos no sólo no te proveen de ningún nutriente sino que además, al digerirlos, le roban a tu cuerpo los pocos nutrientes que comas o tengas almacenados.

Es por esto quizás que excepto por las gripes o resfriados, los problemas digestivos son la razón más común por la cual las personas visitan al médico. Año tras año, las medicinas para los malestares digestivos son el ingreso más fuerte de las industrias farmacéuticas. Cuando se introdujeron los antiácidos en el mercado, rápidamente se convirtieron en los medicamentos más vendidos en el mundo y así permanecieron por más de una década. El estreñimiento reina, así como un sinnúmero de otros síntomas que desafortunadamente sólo son tratados como tales, como síntomas, y la verdadera causa de estos problemas rara vez se ataca. En este capítulo quiero intentar transmitirte un mensaje: la clave de tu salud está en tu digestión. Mi intención consiste en hacerte ver cómo es que una buena digestión resulta vital. Como te decía, el estreñimiento reina, debido a la comida de hoy en día, faltante de tanta fibra, aunada al estilo de vida sedentaria. Sin embargo, para tener una buena salud hay que empezar por evacuar cada 6 a 12 horas es decir 2 veces al día. Cuando tú no evacuas dos veces al día, este desperdicio que es el excremento se queda sentado en el colon y éste a su vez comienza a reabsorber muchas de las toxinas que el cuerpo intentaba expulsar, así como excesos de hormonas y otras sustancias.

Una vez que ya estás visitando el inodoro dos veces al día, podemos seguir con la función primordial de la digestión que es la de romper en componentes básicos todo lo que te comes para que puedan ser a su vez absorbidos por las células de tu cuerpo y éstas los usen como energía y alimento, como materiales para construir tejido nuevo y sano y como catalizadores de reacciones químicas básicas para el funcionamiento adecuado de tu organismo. El flujo ininterrumpido de estos nutrientes a través de nuestro sistema es crítico para poder tener una buena salud a largo plazo. Si nos alimentamos mal o nuestra digestión se ve comprometida por alguna razón, desposeemos a las células de su habilidad para trabajar de manera eficiente y saludable.

Hasta un 70% de tu sistema inmunológico se aloja en tu sistema digestivo o alrededor de éste. Seguido se le llama al sistema digestivo "el segundo cerebro" y se dice que puede funcionar independientemente del cerebro, tiene más terminaciones nerviosas que la columna vertebral y produce más neurotransmisores que el cerebro mismo. Pero aun así muchos de nosotros no pensamos en nuestra digestión hasta que no funciona bien.

Aparte de los padecimientos digestivos comunes, muchos otros problemas de salud están relacionados con la digestión, como la artritis, desórdenes inmunológicos, eczema, alergias a la comida, y hasta la psoriasis. Las personas con migraña casi siempre tienen algún tipo de alergia a algún alimento que desata el dolor, el síndrome de fatiga crónica, que inicialmente se desata con un virus, tiene un componente digestivo importante. "Una vez que se atiende la digestión, estos síntomas y problemas desaparecen", así lo afirma la Dra. Elizabeth Lipski en su libro *Bienestar Digestivo* ("Digestive Wellness"), el cual recomiendo ampliamente, sobre todo para aquellos que no gocen de una buena salud. Te sorprenderás de ver cuántos desordenes que tú creías que no tenían nada que ver con tu pancita, están íntimamente ligados a problemas digestivos.

Las causas de los malestares digestivos son increíblemente variadas. Sin embargo, el único factor sobre el cual realmente no creemos tener demasiada influencia es la genética, lo que nuestros queridos progenitores nos heredaron; aunque te sorprendas, esta herencia es más maleable de lo que crees. Se puede afirmar que, virtualmente, todas las enfermedades humanas son el resultado de la interacción entre nuestra genética y el ambiente, y nuestro estado emocional y mental, lo cual afecta el balance entre la inflamación y la anti-inflamación.

Antes de seguir adelante con este viaje a través del sistema digestivo, quiero aclararte que, tal y como lo expresa la Dra. Lipski en su libro, gran parte de esta información no muchos médicos están familiarizados con ella, así como algunas pruebas que ella recomienda en su libro. Además, investigaciones en las escuelas de medicina revelaron que los estudiantes de medicina reciben básicamente nada de educación sobre nutrición, casi todo está enfocado al estudio de las diferentes patologías, una razón más por la cual debes hacer TU el trabajo de investigación y leer las etiquetas de lo que te comes.

Probablemente lo mejor que puedes hacer, si padeces severos problemas digestivos, es conseguirte un ejemplar de su libro y junto con tu doctor seguir sus recomendaciones.

Una vez más quiero aclarar que este libro es sólo una guía. Yo no soy doctora, ni licenciada en medicina, ni receto nada, simplemente he leído mucho sobre la salud y quise escribir una guía básica para ti y para mí, el común de la población; una referencia para empezar una investigación más profunda acerca de cómo mantenerse saludable naturalmente y sintiéndose joven por mucho tiempo. Yo no pretendo escribir aquí sobre la enfermedad, escribo sobre la salud, y ahí radica una gran diferencia.

De las primeras diez causas de muerte más comunes, seis tienen un origen asociado con los excesos alimenticios: las enfermedades cardiovasculares, la obesidad, la diabetes, varios tipos de cánceres, los males hepáticos y las embolias. Según una fuente que encontré, hace unos 40 años las muertes más comunes eran las insolaciones, los asesinatos, la deshidratación, la tuberculosis y la viruela. La situación actual es el resultado de lo que pasa cuando, por más de tres generaciones, la gente se alimenta de productos altamente procesados, desprovistos de nutrientes y cargados con químicos. A esta fórmula agrégale un alto grado de estrés, derivado de una vida ajetreada, con trabajos sedentarios y viviendo en ciudades con aire y agua de muy baja calidad. No es de sorprenderse entonces, como nos cuenta la doctora

Lipski, que el conteo del esperma de los hombres haya disminuido en un 50% desde 1980 en el mundo entero, que la gente esté más gorda que nunca antes en la historia de la humanidad, que lo niños hoy en día presenten tantos problemas de comportamiento y enfermedades PROPIAS DEL ADULTO; y no es de sorprenderse tampoco que tanto niños como adultos sufran más que nunca de alergias, asma, sinusitis y demás afecciones similares. Finalmente, el único factor sobre el que tienes control hoy en día es tu dieta diaria, que debe consistir en alimentos enteros, preferentemente orgánicos o cultivados localmente, evitando los que alteran la flora intestinal como lo son la harina blanca, el azúcar refinado, el Aspartame, los aditivos de la comida, las grasas TRANS, el jarabe de maíz de alta fructosa, por nombrar algunos.

Factores que influyen en la digestión

◆ *La hora, la cantidad y la calidad de la comida ingerida.*

La mejor digestión tiene lugar en las primeras horas de la mañana y en el transcurso de la tarde, no en la noche. Bien dicen por ahí: "desayuna como rey, come como príncipe y cena como mendigo". Es muy importante no comer ya nada dos horas antes de acostarse. Muchos latinoamericanos tienen el muy mal hábito de irse a dormir con la panza llena. Como regla general ya no comas nada después de las 8 de la noche, merienda ligero y temprano, tu organismo te lo va a agradecer.

Evita comer en grandes cantidades. Está comprobado que comer poco alarga la vida. ¿Por qué? Pues porque impone menos gasto sobre el organismo. Ya mencionaba en el primer capítulo cómo es que tu Alimento es tu Mejor Medicina, así que espero para ahora ya tengas una mejor idea de la importancia que tiene todo lo que te metes a la boca. Por lo tanto, aquí vamos a dejar de lado la comida y nos vamos a enfocar a comprender por qué es de importancia vital que atiendas tu digestión. Para esto, es necesario primero comprender algunas funciones digestivas muy importantes.

Los otros tres factores son:

♦ *La habilidad del sistema digestivo para hacer bien su trabajo.*
♦ *La capacidad del cuerpo para absorber los nutrientes.*
♦ *La manera en que el cuerpo utilice los productos de esta nutrición una vez que estos han sido absorbidos.*

Estos últimos tres factores están altamente influenciados por dos cosas: las enzimas y la bacteria amigable o probióticos.

Poder Enzimático

Es muy importante comprender, en cuanto a la digestión se refiere, que la comida es fuente de vida. Literalmente, una vez que una planta se corta, o un animal muere, o un grano es partido, o la leche ordeñada, todos estos comienzan a perder su contenido enzimático. Transportar los alimentos largas distancias, como se hace hoy en día, disminuye la capacidad de estos de proporcionar vida a través de sus enzimas. Según sus etiquetas, los alimentos procesados, enlatados, congelados, podrán quizás tener un buen contenido nutricional, mas instintivamente sabemos que no son lo mismo comparados con los productos frescos recién cortaditos del huerto o la hortaliza, o a la comida casera preparada con ingredientes frescos. Esto es porque no contienen las enzimas esenciales que son críticas para la digestión y el metabolismo. Los alimentos frescos y crudos nos proporcionan estas enzimas dadoras de vida.

Todas, absolutamente TODAS las reacciones químicas que se llevan a cabo dentro de tu organismo están relacionadas con las enzimas de una manera u otra. Las enzimas son el motor de arranque de tu organismo, sin ellas la vida simplemente no es posible. Por favor es muy importante que comprendas su importancia y que aprendas a conservarlas y a obsequiárselas a tu cuerpo.

Las enzimas son moléculas de proteína que activan sustratos en las reacciones químicas del organismo; pero no te entretengas en la definición, aprende qué hacen y punto. Es a través de ellas que se llevan a cabo todas las funciones de nuestro organismo, tales como la producción de energía, la absorción de oxígeno, combatir infecciones, sanar heridas, reducir inflamación, llevar nutrientes a las células, sacar toxinas de las células, regular las hormonas, el colesterol y los triglicéridos, hasta desacelerar el envejecimiento. Las enzimas son los catalizadores que hacen posible el metabolismo.

Funcionan de manera tanto química como biológica ya que las enzimas tienen vida en sí mismas. Imagínate, se han identificado más de 3 000 enzimas diferentes en el cuerpo humano.

Sin embargo las enzimas son extremadamente delicadas, el calor y la luz las destruyen, la mayoría de ellas muere al alcanzar los 60 grados centígrados. Es por esto que los alimentos cocinados o procesados carecen de ellas y el 90% de la dieta de las personas en el mundo moderno consiste en estos alimentos procesados que no las contienen. Su importancia radica además en el hecho de que el poder enzimático con el que todos contamos es agotable, es decir, imagina que todos nacemos con una "cuenta bancaria" de enzimas que consumimos a lo largo de nuestra vida. Esta cuenta es limitada y por lo tanto cuando comienzan a escasear, alrededor de los 35 años, es que comenzamos a envejecer para posteriormente morir muchas veces de enfermedades que no tienen nada de naturales como las enfermedades cardiovasculares. Es así que tu salud y tu vida misma dependen de lo que comes y que tan bien asimilas estos nutrientes.

Existen tres tipos de enzimas, las hay alimenticias, digestivas y metabólicas. Las enzimas alimenticias son inherentes a los alimentos frescos y crudos que consumimos, y están destinadas a aliviarle la carga de trabajo al organismo al ayudar a la digestión de la comida en el estomago. Así, cada alimento carga consigo mismo las enzimas necesarias para su digestión, por ejemplo, el mango trae las enzimas para digerir mango, el brócoli las que digieren el brócoli y así sucesivamente;

pero, una vez más lo vuelvo a mencionar, cada alimento crudo y fresco.

Las enzimas digestivas, que continúan digiriendo la comida una vez que ésta se encuentra en el estómago e intestino delgado, son de tres tipos: las que digieren proteína (proteasa), las que digieren carbohidratos (amilasa) y las que digieren grasas (lipasa).

Estas enzimas digestivas son producidas por el organismo; como mencionaba líneas atrás, todos nacemos con un "banco" de enzimas, es decir una cierta cantidad para el curso de tu vida, son por tanto un recurso agotable del organismo. De acuerdo con el uso (o abuso) que se haga de ellas, estas enzimas se acaban y llega un momento en que es una verdadera carga para el organismo su producción hasta que llega el día en que simplemente ya no se producen igual.

De esta manera, la causa principal de la mayoría de las enfermedades es la desnutrición causada por la falta de enzimas digestivas en el organismo.

Las enzimas metabólicas son, haz de cuenta, el equipo de mantenimiento de tu cuerpo. Ellas se encargan de todo lo que sucede en él. Toman nutrientes y los convierten en sustancias útiles para tu cuerpo, se encargan de que todo esté funcionando apropiadamente, limpian y desintoxican el cuerpo, aceleran los procesos, nos mantienen jóvenes y guapos, nos ayudan a pensar, reparan el daño y el desgaste que encuentren por ahí y nos ayudan a sanar de las enfermedades. Las enzimas metabólicas son tus mejores amigas, créeme. Y para conservarte joven, guapo y sano, necesitas aprender a conservar y consentir a estas chavalas. Ahora te digo cómo.

Sucede que existe una ley denominada la Ley de Secreción Adaptada de las Enzimas Digestivas. Esta ley dice que "las enzimas digestivas se secretan en proporción inversa a la falta de enzimas alimenticias que consumimos". O sea, en cristiano, como dirían por ahí: que entre menos enzimas alimenticias consumas, más enzimas digestivas tiene que secretar tu cuerpo. Por lo tanto, y aquí está el meollo del asunto, para ocuparse a la tarea de producir estas enzimas digestivas que TÚ no le estás proporcionando, tiene que dejar de producir las importantísimas enzimas metabólicas que se encargan de cuidar tu cuerpo. Y así, comienzas a arrugarte antes de tiempo, comienzan tus achaques y dolores, y te los estás provocando tu solito. Entonces, entre menos comida cruda comas, menos enzimas alimenticias entran a tu cuerpo, más enzimas digestivas tiene que secretar él mismo y menos enzimas metabólicas puede tu cuerpo producir. Este hecho además pone a tu páncreas en apuros y lo obliga a producir más enzimas, lo cual causa a su vez un engrandecimiento anormal del mismo. O sea que pones en pausa el mantenimiento de tu templo, tu cuerpo, cada vez que obligas a tu cuerpo a producir enormes cantidades de enzimas digestivas. No hay tiempo ni energía para producir las enzimas que te previenen las arrugas, ni las que te limpian las arterias, ni las que te ayudan a sacar las toxinas que te comiste anoche en el puesto de tacos, etc.

Para tu cuerpo es más importante digerir pues necesita la nutrición. Más a partir de cierta edad, y para unos será antes y para otros después, tu cuerpo ya no cuenta con el poder para producir tanta enzima digestiva y entonces puedes estar, según tu, alimentándote muy bien, pero si no tienes las enzimas digestivas para romper los alimentos en las sustancias que tu cuerpo necesita, no estarás absorbiendo ningún nutriente, y toda esa comida pasará por tu sistema sin ser aprovechada. Y es así básicamente que comenzamos a envejecer y a padecer de un sinnúmero de achaques. Entramos a la edad del "a mí nunca antes...".

Entonces, el secreto de una buena digestión consta de dos partes. Ya sé lo que estás pensando: "ah, pero esta mujer está loca, yo no voy a comer pura comida cruda"; estoy de acuerdo contigo, sería una locura pedírtelo con el estilo de vida de hoy, aunque sería lo ideal. Por eso, la primera parte de una buena digestión consiste en complementar tu alimentación lo más que puedas con enzimas digestivas toda vez que consumas un alimento cocinado. Éstas las venden en cápsulas y debes tomarlas antes o junto con el alimento para que faciliten su digestión y absorción y le aligeren la carga a tu cuerpo.

Estas enzimas las puedes conseguir a través de las tiendas naturistas o de nutrición y alguna que otra compañía de multinivel por ahí. ¡Cómpralas y tómatelas ya!

La segunda parte de esta buena digestión consta de alimentarte lo más que puedas de alimentos crudos, frutas y verduras frescas, semillas y nueces crudas, germinados, pan hecho de granos germinados, y para los que les gusta, carne y pescados crudos preparados con una excelente higiene.

Los esquimales, a pesar de tener un consumo mínimo o nulo de frutas y verduras, nueces y semillas, no padecen de enfermedades del corazón y gozan de una excelente salud como pueblo. Los esquimales se alimentan de carnes crudas solamente, carnes que no le infringen impuestos a su organismo pues están cargadas de proteasa, la enzima que digiere la proteína, y lipasa, aquella que digiere las grasas. La palabra "esquimo" viene del lenguaje nativo americano y significa "aquel que come crudo". Seguramente esto está por cambiar ahora que la mala influencia de la civilización les ha llegado, seguro habrá cadenas de comida chatarra hasta allá tan en el norte. Lo mismo sucede con la leche bronca o sin pasteurizar, la cual está llena de lactasa, la enzima que digiere la lactosa que a tanta gente le causa problemas y por los que ahora hasta leche deslactosada hay, cuando lo que hay que hacer es beber leche bronca, una vez más, con excelente higiene.

Una vez que comiences diligentemente a tomarte tus enzimas digestivas con cada alimento, el primer maravilloso efecto que vas a notar tras un tiempo de tomártelas será que casi todos o más bien todos tus achaques digestivos, dígase acidez, indigestión, la comida "sentada" por horas en tu estomago, diarreas y náuseas ocasionales, etc., van a desaparecer casi como por arte de magia. Pero recuerda, hay que ser consistente, la consistencia es lo que acarrea resultados.

Según nos cuenta el Dr. Howell en su libro *Nutrición enzimática,* la causa primaria de las enfermedades es una mala nutrición, y la causa principal de esta mala nutrición es una bancarrota enzimática. Cuando no hay enzimas no se puede digerir y no se puede absorber bien los nutrientes, el cuerpo comienza inmediatamente a mostrar los síntomas de esta malnutrición en la forma de otros muchos y variados malestares. Esta causa primaria monta el escenario para que la causa secundaria de las enfermedades se pueda dar, es decir que nos puedan afectar los agentes carcinógenos, el colesterol "malo", las bacterias, las toxinas, los aditivos, etc.

Si quisieras profundizar en este fascinante tema de las enzimas, te recomiendo el libro del Dr. Howell, así como el del Dr. Anthony J. Cichoke: *Enzimas y Terapia enzimática* ("Enzymes and Enzyme Therapy").

Si tú cuidas estos tres enemigos de la digestión, los que pueden ser mecánicos, como el no masticar bien; los bioquímicos, como lo es la falta de enzimas digestivas o beber demasiados líquidos acompañando la comida (cuando bebes muchos líquidos junto con la comida, diluyes el poder enzimático en tu estómago haciéndosela más difícil a tu cuerpo) y el estrés de cualquier tipo, si atiendes a estos tres villanos, tu digestión mejorará notablemente.

Así que para atender bien tu digestión ya lo sabes: mastica muy bien tu comida, no mastiques goma de mascar o chicles, ya que éstos engañan a tu cuerpo haciéndole creer que ha comenzado el proceso digestivo y hacen que tu cuerpo libere enzimas digestivas innecesariamente gastando tus preciadas reservas. Come poca cantidad y mucha calidad y a horas debidas, tómate tus enzimas religiosamente con cada alimento y practica los consejos que te doy en el capítulo 10 para controlar el estrés.

Por último, ya para terminar de hablar de las enzimas, existen unas sustancias que se conocen como "inhibidores de las enzimas". Estas sustancias controlan y regulan la actividad enzimática, son como un sistema de seguridad para evitar que las enzimas consuman todo. Ahora bien, aunque dentro de nuestro organismo estos inhibidores son muy necesarios, en el caso de los alimentos que ingerimos es mejor desactivarlos o evitarlos lo más posible para obtener una mayor actividad enzimática. Los alimentos que más los contienen (en el caso de ingerirse crudos) son las semillas, las nueces, los granos y las legumbres; es mejor consumirlos germinados ya cuando estos inhibidores se han desactivado.

Bacteria amigable

El descubrimiento de la penicilina ha sido sin lugar a dudas uno de los mayores logros de la medicina convencional. Con el uso de los antibióticos se ha logrado salvar la vida de millones de personas en el mundo entero. Sin embargo los antibióticos han demostrado ser un arma de dos filos, ya que los antibióticos no son selectivos en su actividad, es decir, no matan sólo a la bacteria que está causando un problema, sino que matan también a la bacteria amigable que habita en tu sistema digestivo y lo mantiene protegido.

Se dice que hay más bacteria en nuestro tracto digestivo que células en nuestro cuerpo. Esta bacteria amigable que habita desde tu boca hasta tu ano recubre las membranas de todo el tracto digestivo y la vejiga, y de la vagina en la mujer, protegiéndolos de la invasión de microorganismos no deseados para que éstos no puedan dañarlos.

Cuando los antibióticos matan a esta bacteria amigable y crean un desbalance en la flora intestinal, se pueden dar invasiones de otros organismos. Los antibióticos le abren la puerta a más enfermedad e interrumpen la simbiosis natural del intestino y otras mucosas, como lo es también la vagina, la vejiga, la garganta; se logra así el establecimiento de enfermedades crónicas.

Actualmente está muy cuestionado el uso de los antibióticos sin ton ni son en los países desarrollados, pues éstos además se eliminan en la orina y las heces y van a dar a los depósitos de agua, contaminando también la naturaleza y creando un desbalance ahí también.

Desgraciadamente hasta todavía hace poco tiempo había muy poca consciencia respecto al daño que causan los antibióticos, tan es así que los podías adquirir en las farmacias como si estuvieras comprando dulces.

Cualquier ignorante se podía auto recetar y adquirir antibióticos sin problemas.

Además, los ganaderos y granjeros usan los antibióticos como promotores del crecimiento. De este modo, se estima que un 75% o más de la producción de antibióticos se usa en animales, animales que luego tú te comes. Pero si eso no te preocupa, déjame te cuento otro detalle: este uso (abuso) indiscriminado de los antibióticos está creando nuevas bacterias mutantes, resistentes a los antibióticos. En consecuencia, puede llegar el día en que los antibióticos que conocemos no nos sirvan para nada y regresemos a como estábamos antes de su descubrimiento, a morirnos de infecciones bacterianas comunes.

Hoy en día existen ya bacterias resistentes hasta a cinco diferentes antibióticos. Este desequilibrio tan peligroso está causado por dos tipos de personas: los ganaderos y granjeros, y tú. Si, tú; tú que hasta hace poco todavía ibas a la farmacia y comprabas antibióticos nomás te empezaba a picar la garganta y ni sabías lo que te estabas recetando. Por favor no formes parte de este grupo de ignorantes, ya no te auto recetes, exige junto con la gente informada que el gobierno regule aún mejor el uso de los antibióticos que sólo deben ser recetados por un doctor en medicina y en casos muy especiales.

Por ese motivo, hoy en día todo médico que se precie de estar informado y ser consciente, dejará la prescripción de los antibióticos como un último recurso e intentará ayudar a su paciente a recobrar la salud a través de otros métodos menos agresivos y sin consecuencias tan graves tanto para la salud individual como para la salud del planeta mismo como las que potencialmente tienen los antibióticos.

Sólo a través de la toma de consciencia más y más personas estaremos formando un mundo mejor. Es sólo a través de la toma de consciencia que podremos demandar al gobierno que nos forme un país mejor. Cada pueblo tiene el gobierno que se merece y por eso somos tú y yo los que debemos cambiar para que el gobierno cambie. Así es como funciona.

De regreso con la pobre bacteria amigable que sufre los estragos del abuso de los antibióticos, déjame contarte que los beneficios de esta bacteria amigable, que en su mayoría está conformada por lacto bacilos y bífido bacteria, son innumerables:

- ◆ Previenen la invasión de otros microorganismos dañinos, como candida o salmonella.
- ◆ Previenen y tratan la diarrea causada por el uso de antibióticos.
- ◆ Ayudan a la digestión de la lactosa y los productos lácteos.
- ◆ Ayudan a absorber los nutrientes.
- ◆ Mantienen una integridad en la mucosa intestinal protegiéndola contra macromoléculas que puedan causar una reacción antígena.
- ◆ Reducen el estrés intestinal causado por un envenenamiento de la comida.
- ◆ Acidifican el pH intestinal, con lo que evitan invasiones.
- ◆ Previenen las infecciones en la vagina y la vejiga.
- ◆ Manufacturan vitaminas B.
- ◆ Regulan los movimientos intestinales.

Y como eso, muchas cosas más...

Es muy importante que, independientemente de que hayas tomado antibióticos últimamente o no, restablezcas la población de bacteria amigable en tu organismo. Para ello debes hacer uso de los probióticos, ingiriendo una pequeña cantidad en un comienzo y elevando la dosis eventualmente. Tomar probióticos diariamente incrementa la habilidad de nuestro organismo de combatir las enfermedades. Busca probióticos con las siguientes características: que contengan Lactobacillus acidophilus y Bifidobacteria bifidum. Y si son para niños busca que contengan B. infantis.

La dosis depende: para prevenir, ingiere entre 1 y 3 cápsulas diariamente; ya como terapia, toma esta cantidad 3 veces al día. Si te causan diarrea o flatulencia, baja la dosis y ve aumentándola poco a poco hasta alcanzar la recomendación.

Puntos a recordar para una digestión óptima

♦ Toma enzimas digestivas con cada alimento cocinado.
♦ Toma probióticos regularmente.
♦ Evita comer demasiado. Come poco y a tus horas.
♦ Mastica bien y come despacio.
♦ No te recuestes después de comer. Mantenerse parado o sentado hace que la gravedad le ayude a la digestión;
♦ Si tienes una propensión a la indigestión, evita la cafeína, la cual incrementa la producción de ácido en el estómago.
♦ Ten en cuenta que el humo del cigarro y el alcohol irritan la cubierta de la mucosa estomacal y relaja el esfínter en la unión entre el estómago y el esófago. Esto hace que se regrese la comida más fácilmente y se provoquen agruras (si padeces de agruras, utiliza una almohada para elevarte un poco al dormir).

◆ Trata de ya no comer alimentos ácidos como los cítricos y el jitomate unas tres horas antes de acostarte.

◆ Come frutas y verduras frescas lo más que puedas. Lávalos muy bien para quitarles todos los residuos químicos y comételos con todo y cáscara en el caso en que sean comestibles.

◆ Come mucho ajo y cebolla. Úsalos diariamente.

◆ Limita los alimentos con inhibidores de las enzimas.

◆ No uses cacerolas ni ollas de aluminio pues éste se filtra en la comida y es tóxico. También asegúrate de que tus ollas y cacerolas de cerámica o cristal no contengan plomo.

◆ Limita el uso de la sal, a la que se conoce como un inhibidor enzimático, y del azúcar y los productos refinados que causan tantos problemas de salud.

◆ Come bastante fibra.

◆ Evita tomar agua junto con los alimentos pues ésta diluye el poder enzimático en tu estómago obligando a tu organismo a trabajar de más.

Para obtener cualquier información sobre los alimentos y productos descritos escríbenos a :
bienestar@elfarodealonso.com
o visita nuestra página www.elfarodealonso.com

CAPÍTULO 5

Detén el reloj: consérvate joven

Nunca se es demasiado viejo para hacerse más joven.
Mae West

El secreto de la juventud yace en que tan bien elimina tu cuerpo todos los tóxicos que se acumulan en los tejidos. Pero antes de comprender esta teoría de la eliminación de residuos tóxicos, vamos a hablar primero de dos naciones líderes Alemania y de Japón, en cuanto a salud se refiere.

Según nos cuenta Sang Whang en su libro *Revierte el envejecimiento* ("Reverse Aging"), los científicos alemanes alegan que la causa de todos nuestros problemas de salud es una falta crónica de oxígeno, que con esta falta de oxigenación apropiada de las células, nuestro sistema inmunológico se ve comprometido y que a partir de ahí se suscita una serie de acontecimientos poco deseables. Los japoneses, por su lado, alegan que este problema de que nuestro sistema inmunológico se vea comprometido se debe a una acidez en el organismo que se va formando con los años.

Dado que entre más ácido se encuentra el organismo hay menos oxígeno, esto parece decir que tanto los alemanes como los japoneses están hablando de lo mismo, mas los alemanes se refieren al efecto y los japoneses a la causa.

En 1923, un científico alemán, el Dr. Otto Warburg, descubrió y demostró que la causa del cáncer era el reemplazo de oxígeno en la respiración química de células normales por la fermentación del azúcar. El crecimiento del cáncer, afirmó, es un proceso que sólo puede darse en la relativa ausencia del oxígeno. Mientras que las células de los animales necesitan oxígeno y desechan bióxido de carbono, las células de las plantas hacen lo contrario, necesitan CO_2 y desechan oxígeno. En otras palabras, las células cancerosas parecen ser células de plantas habitando un animal. El National Cancer Institute en EE.UU. reconoció este hecho en los años cincuenta, sin embargo no se hicieron más estudios respecto a por qué nos falta el oxígeno.

¿Qué tiene que ver esto con mantenerse joven? Todo. Quédate conmigo por favor, sígueme en esto del oxígeno y la acidez del cuerpo.

Los japoneses entonces descubrieron desde los años cincuenta que los tóxicos y desperdicios se acumulan en los tejidos del cuerpo con un pH ácido y a esta condición le llaman "acidez del cuerpo". Es en este estado ácido donde, según muchos médicos y científicos japoneses, tiene lugar la enfermedad y el envejecimiento.

Lo que tú comes y bebes tiene un pH y deja un residuo en tu organismo con un pH también. Cuando tu dieta tiene un exceso de alimentos y bebidas que dejan un residuo de un pH ácido en tu cuerpo, éste se va volviendo cada vez más acídico. Conforme esta acidez va en aumento debido a una inhabilidad de tu organismo para desechar estos residuos, esto se comienza a manifestar como cansancio para luego convertirse en dolores de muchos tipos, pues en orden de mantener la sangre con un pH estable, tu cuerpo seguirá diligentemente guardando estos desperdicios donde no afecten el pH de la sangre. Cuando esta acidez se almacena entonces en las células, éstas mueren y a su vez se convierten en más residuo ácido. Éste es un círculo vicioso que conduce a las enfermedades y al envejecimiento. Algunas células sobreviven al mutarse en células anormales que sobreviven en un ambiente ácido y de bajo oxígeno, estas células son las células cancerosas.

La solución a este problema es entonces beber y comer alimentos alcalinos que reducen la acidez formada en los tejidos, la contrarrestan. Por lo pronto debes saber que la manera más rápida y eficaz de contrarrestar esta acidez es beber agua ionizada, agua alcalina (ver capítulo 2).

Cuando bebes agua alcalina ionizada, bebes un agua con un alto contenido de oxígeno en la forma de OH-. Ésta es una forma muy estable pues está emparejado con minerales alcalinos de iones positivos los cuales ayudan en el proceso de desintoxicación. Debe quedar claro que el exceso de oxígeno del agua alcalina es de un tipo hidróxilo (OH-) y no O_2, que es una forma de oxígeno más dinámica e inestable, absorbida por la vía de los pulmones. Y de esta forma de oxígeno más inestable vamos a hablar ahora, pues el oxígeno, como casi todo lo demás en la vida, es un arma de dos filos.

Otra manera de ayudar al cuerpo a limpiar estos tóxicos es mediante el uso de los antioxidantes. Muchos de ustedes ya los han oído nombrar y seguramente se los toman también, mas para comprender bien cuáles son las sustancias antioxidantes y cómo nos ayudan, hay que comprender el proceso de oxidación mismo, el proceso de envejecimiento. Para profundizar aún más te recomiendo leer los libros que en las Referencias menciono: *The Antioxidant Miracle* y *The Super Antioxidants.*

La oxidación es un proceso de degradación que vive toda la materia. Un aguacate que lo cortas y se pone café se está oxidando, el aceite que se hace rancio se ha oxidado, un metal que dejas a la intemperie se oxida, y eso le sucede a nuestros cuerpos también, le está sucediendo a tu cuerpo en este instante, se está oxidando, se está poniendo viejo.

Químicamente, la oxidación es una reacción de transferencia en la que se pierde un electrón, de manera general la oxidación es una transferencia de electrones de una molécula a otra. Curiosamente éste estrés oxidativo se origina de una de las moléculas dadoras de vida: el oxígeno. Los radicales libres (oxidantes), que son las moléculas incitadoras de esta oxidación, se forman como un resultado normal de las reacciones internas del cuerpo o de la interacción con factores externos al cuerpo; en otras palabras: simplemente vivir.

Al usar el cuerpo los nutrientes y el oxígeno para crear energía, moléculas de oxígeno con un electrón sin pareja se convierten en radicales libres. Los radicales libres que son moléculas a las cuales entonces les sobra o les falta un electrón, le roban electrones a otras moléculas en un afán por mantenerse estables y en este proceso dañan las células en el ADN, las proteínas y los lípidos (las grasas) desencadenando un ciclo de reacciones dañinas en el cuerpo cuyos efectos conocemos mejor como arrugas, canas, piel flácida y reseca, achaques, entrar a la edad del "a mí nunca antes...", enfermedades degenerativas y eventualmente la muerte. Es un proceso que empieza a hacerse más patente alrededor de los 35 años y de ahí en adelante para algunas personas es un descenso en picada...al panteón.

La exposición a la radiación, ya sea del sol o de los rayos X, y a contaminantes ambientales como el tabaco y el smog de los autos también contribuyen a la formación de radicales libres.

Es importante comprender que no todos los radicales libres son malos, de hecho necesitamos radicales libres para vivir. Estos benefician al cuerpo al destruir bacteria y combatir las infecciones. Ayudan en la constricción de vasos sanguíneos, en la producción de hormonas y en la activación de enzimas. El peligro se da cuando se suscita una producción excesiva de radicales libres y éstos se encuentran de manera descontrolada en el organismo. La dieta deficiente, el exponerse a toxinas y radiación, el ejercicio excesivo, la enfermedad, y ciertas medicinas incrementan la producción de radicales libres.

Los radicales libres juegan un papel importantísimo en el desarrollo de virtualmente todas las enfermedades humanas más conocidas, desde enfermedades cardiovasculares, cáncer, y muchas condiciones inflamatorias como las cataratas, la degeneración macular, lupus, demencia y esclerosis múltiple.

Los antioxidantes

Pues los antioxidantes son muchos, los más conocidos son algunas vitaminas como la vitamina A, la vitamina C y la vitamina E; minerales como el azufre, el cromo, el cobre, el magnesio, el potasio, el selenio y el zinc. También son antioxidantes entre muchos más, aunque menos conocidos: algunos aminoácidos, las sustancias conocidas como flavonoides y carotenoides, los bioflavonoides o vitamina P, algunas vitaminas B, la coenzima Q10, la deshidroepiandrosterona (DHEA), la melatonina, una sustancia conocida como 5-hidroxitriptófano (5-HTP) y las enzimas. Muchos de estos antioxidantes se encuentran en abundancia en alimentos como el ajo, las frutas, las verduras de hojas verdes, el té verde, la soya, algunas hierbas, el vino tinto ¡y hasta en el chocolate! Pero eso sí, en chocolate oscuro, no de leche, y compuesto al menos de 70% de cocoa, sólo en ése.

¿Cómo nos ayudan?

Los antioxidantes, como su nombre lo dice, combaten la oxidación, son el arsenal del cuerpo para defenderse de los radicales libres. Sin los antioxidantes no podríamos vivir, los radicales libres nos consumirían en menos de 24 horas. Los antioxidantes combaten a los radicales libres neutralizándolos, les dan el electrón perdido para que no vayan y dañen los tejidos y moléculas del cuerpo robándoles el susodicho electrón.

Los antioxidantes nos benefician entonces en cuatro niveles. Primero: evitan la sobreproducción de sustancias oxidantes y evitan que ciertos metales como el cobre, el cadmio, el mercurio y el plomo (contaminantes presentes actualmente en nuestra agua y nuestra comida) inicien la oxidación. Segundo: el sistema de defensa que los antioxidantes forman intercepta a los oxidantes que se formen y frenan en seco la reacción en cadena que éstos desatan formando aun más oxidantes. Tercero: paran el daño que causan los oxidantes que no fueron interceptados a tiempo.

Y cuarto: eliminan y reemplazan a las moléculas que han sido dañadas más allá de la reparación y limpian el caos creado por estas moléculas eliminando a las sustancias no deseadas que se crearon en el proceso. Así que, como ven, los antioxidantes no sólo son el departamento de defensa, sino también el de reparaciones y mantenimiento, y el de limpia.

Existen dos tipos de antioxidantes: los que son alimenticios, es decir se obtienen a través de la dieta, y los que produce el cuerpo mismo. De los antioxidantes los más importantes a complementar con la dieta, hay que contar: la vitamina A, la vitamina C, la vitamina E y el selenio. Los antioxidantes que el cuerpo produce para defenderse son por ejemplo las enzimas glutatión perioxidasa y superoxidasa dismutasa. Esta última conocida como SOD, es una clase de enzima que repara las células y reduce el daño celular causado por los radicales libres más comunes en el cuerpo llamados superóxidos. La SOD actúa como catalizador, y como tal provee las células de la protección más potente que hay ¡3, 500 veces más poderosa que la vitamina C! Además, la SOD actúa como un anti-inflamatorio en el cuerpo, neutralizando los radicales libres que causan arrugas y células precancerosas, de tal manera que los investigadores han estado estudiando a la SOD como un tratamiento anti-envejecimiento, ya que se descubrió que nuestros niveles de SOD disminuyen con la edad, a la vez que los niveles de radicales libres se incrementan. La SOD hace cada célula en tu cuerpo más resistente y hábil para combatir los ataques del exterior. Ningún otro antioxidante, ninguno se le acerca a la SOD. Recientemente los científicos han descubierto cómo encapsular la SOD y protegerla para que llegue al sistema digestivo como un suplemento alimenticio con toda su potencia intacta. Esta es una verdadera brecha de la nutrición que mejora tu salud e incrementa tu longevidad. Es importante recordar que nada sustituye una dieta balanceada, un estilo de vida saludable y el ejercicio. Y por eso hay que saber que es necesario asegurarse de obtener un amplio espectro de antioxidantes en la dieta y complementarlos en las cantidades en las que el cuerpo los necesita para hacer de estas sustancias dadoras de salud y de vida tus mejores aliados en esta jornada hacia la vejez, para que ésta te encuentre con más sabiduría pero menos arrugas y menos achaques de los que pudieras haber tenido. Para comprender el valor de cada antioxidante individualmente es importantísimo comprender que los antioxidantes funcionan en equipo. En sincronía unos con otros. Así como la vitamina E y el selenio aumentan los poderes el uno del otro, otros antioxidantes también trabajan en equipo. En muchos estudios donde se comprueba el beneficio de los antioxidantes, se les da un gran número de ellos a los sujetos que prestan su humanidad para este fin y sería imposible determinar qué efectos se deben a qué nutriente. Además se ha visto que cuando los antioxidantes se toman por separado, como tomar exclusivamente vitamina C, sus efectos no son ni la mitad de beneficiosos.

En un extremo de este hecho, tenemos el dato de que los fumadores a los que se les da beta caroteno por separado aumentan sus posibilidades de contraer cáncer pulmonar, mas no permitan que este dato los engañe, esto sucede sólo en los fumadores y de ninguna manera debe ser interpretado como que los antioxidantes pueden causar cáncer. Lo que aumenta el riesgo de padecer cáncer pulmonar es el hecho de fumar, no el hecho de tomar beta caroteno, y por otro lado se ha comprobado también que cuando estos mismos fumadores toman beta caroteno acompañado de los demás antioxidantes que trabajan en equipo con él, disminuyen sus probabilidades de padecer cáncer pulmonar.

En conclusión, la naturaleza es muy sabia y por eso nos brinda los antioxidantes juntos, no por separado: los antioxidantes DEBEN tomarse en una fórmula que contenga cuando menos los más importantes.

Así, los antioxidantes te mantienen joven y sano, y ése es el dato que hay que recordar. Hay millares de reportes que comprueban este hecho. Por ejemplo, en un estudio que publicó la revista médica Británica Lancet, se les dio a varias personas de la tercera edad dosis pequeñas de vitamina E, beta caroteno, y algunas otras vitaminas y minerales por un período de un año. Los que estuvieron tomando antioxidantes tuvieron la mitad de resfriados, gripas y otras enfermedades infecciosas en comparación con el grupo de control a quienes se les daba un placebo. Y aquellos que aún así se enfermaron, tardaron en recuperarse la mitad del tiempo de lo que les tomó a los del grupo del placebo.

Al hablar de antioxidantes también es importante considerar dos cosas: la primera es que la mejor manera de obtenerlos es a través de una dieta balanceada y tener en cuenta que por muy bien que comas hay que complementarlos con cápsulas. La segunda es la cantidad de ejercicio que practiques.

La dieta

Aunque complementes tu dieta con vitaminas y minerales y otros nutrientes, debes buscar obtener muchos de ellos a través de fuentes naturales como los alimentos que los contienen. Comer frutas, verduras y granos enteros le da a nuestros cuerpos la nutrición completa y la fibra que éstos necesitan para mantenerse sanos. Una revisión de 172 estudios muestra una relación consistente entre el bajo consumo de frutas y verduras, y una marcada incidencia de cáncer; también una estadística estadounidense muestra que el cuarto de la población de ése país que mantiene el consumo más bajo de frutas y verduras presenta el doble de incidencias de la mayoría de los cánceres (pulmón, laringe, boca, esófago, estómago, colon y recto, vejiga, páncreas, cérvix y ovarios) que el cuarto de la población con el consumo más alto de frutas y verduras. Sólo recuerda que tomar vitaminas no reemplaza el valor de una dieta sana.

El ejercicio

El ejercitarse regularmente es crucial para un funcionamiento óptimo del cuerpo, ¡mas ojo para aquellos que crean que deben vivírsela en el gimnasio! Hacer ejercicio de más avejenta, pues el ejercicio incrementa el oxígeno en el cuerpo y con ello las reacciones que tienen lugar con éste, las cuales pueden causar radicales libres. Además, el ejercicio extremo estresa al organismo y el estrés es un marcado promotor de los radicales libres. Así que si eres de esos que les encanta vivir sudados, debes tomar antioxidantes para protegerte.

En un estudio en la Escuela de Medicina de la Universidad de Washington en St. Louis, se les dio a once hombres jóvenes 600 UI de vitamina E, 1 000 mg de vitamina C y 50 000 UI de beta caroteno diarios y a otros nueve se les dio sólo un placebo. Para comenzar el estudio los hicieron correr a todos durante media hora en una ejercitadora y posteriormente se les midió la cantidad de radicales libres producidos. Seis meses después se hizo la misma prueba y aquellos que tomaban antioxidantes mostraron de un 17% a un 36% menos radicales libres que los del grupo control.

En su libro *Antioxidant Revolution,* el Dr. Kenneth Cooper nos dice que tomar antioxidantes debe ser imperativo para quienes se ejercitan. Los antioxidantes son obviamente una ventaja contra la enfermedad y el envejecimiento. Los estudios muestran que los antioxidantes ayudan a combatir las enfermedades del corazón, el cáncer, la arterosclerosis, la artritis, el SIDA, las cataratas, el Alzheimer, la hipertensión, la esclerosis múltiple y el Parkinson. Tras varios años de estudios en el Centro de Investigaciones Gerontológicas, el experto en envejecimiento Richard G. Cutler, concluyó que entre más antioxidantes se encuentren en el cuerpo de un sujeto, más larga será su vida y de mejor calidad.

Para vivir una vida larga y sana, los antioxidantes deben ser parte de tu programa nutricional desde la treintena de preferencia, pero si ya los pasaste, no pienses que ya para qué. Son muchos los estudios que hablan de regresiones en la enfermedad y una marcada desaceleración del envejecimiento con el uso de antioxidantes. Por último, como ya les comentaba anteriormente, para quien busca profundizar, les recomiendo varios libros en la sección de Referencias, con muchos estudios escritos por doctores y científicos que han dedicado su vida al estudio de estas sustancias. Ahí están los datos.

Te recuerdo que para utilizar a las vitaminas y a los minerales como antioxidantes necesitas grandes dosis de ellos, como aquí lo describo.

¿Cuáles debo tomar?

Los antioxidantes son muchísimos, y porque son tantos y hay mucho que decir de cada uno, sólo vamos a hablar de los principales antioxidantes y resumidito. De las cuatro fuentes principales de ellos: vitaminas, minerales, enzimas y hierbas, y de las otras fuentes menos conocidas como lo son los aminoácidos y los bioflavonoides, extraje los que a mi parecer es vital que conozcas bien, además de un llanero solitario. Dentro de las vitaminas, la vitamina A, la vitamina E y la vitamina C definitivamente son las que merecen tu atención. Es muy importante considerar que para que las vitaminas tengan un efecto antioxidante, hay que tomar grandes dosis de ellas, las dosis diarias recomendadas (RDA) son suficientes para mantener a una persona viva pero están lejos de ayudarla a prevenir enfermedades y promover la salud. Por eso es importante complementar las vitaminas con cápsulas o pastillas, pues obtener estas dosis exclusivamente a través de la dieta sería imposible.

Vitamina A. La falta de vitamina A se manifiesta inmediatamente como uno de los más odiados efectos del envejecimiento: piel seca y arrugada. También como infecciones en la piel, infecciones respiratorias y sinusitis. Esta vitamina es crucial para mantener hidratados los tejidos y membranas. Tiene dos formas básicas, el retinol y los carotenoides. El retinol se encuentra en el hígado, los huevos y los lácteos. Los carotenoides en las verduras de hojas verde oscuro como la espinaca y el brócoli, los vegetales amarillos-naranja como el morrón, las zanahorias, los duraznos y la calabaza, y los vegetales rojos-morados como el jitomate, las fresas, los arándanos y las zarzamoras. Una regla a recordar es: entre más coloridas sean las frutas y verduras que te comes, mayor el poder antioxidante que te proporcionan.

¿Y qué hace la vitamina A por tu cuerpo? Protege las membranas celulares y los tejidos, o sea, evita la formación prematura de arrugas, ayuda a reparar el daño causado por contaminantes como el fumar y el smog a estas membranas, estimula el sistema inmunológico protegiéndote de infecciones y enfermedades, te protege de los efectos dañinos de la radiación y te protege contra varios tipos de cáncer entre muchas cosas más. La dosis de vitamina A para adultos en la forma de retinol es de 5000-25000 UI diarias.

Vitamina C. Ésta es vital para la formación de colágeno, esencial en el crecimiento y reparación de los tejidos. Mantiene los dientes y los huesos fuertes, estimula el sistema inmunológico, y ayuda en la producción de ciertas hormonas. Los excesos de vitamina C se eliminan rápidamente, por eso es mejor tomarla en dosis moderadas varias veces al día, y es bueno buscar una fórmula que la contenga en la forma de Ester-C que se absorbe mejor. ¿Qué hace la vitamina C por tu cuerpo? Combate los efectos dañinos de la contaminación que se encuentra en el aire que respiras, el agua que bebes y la comida que te comes. Ayuda a combatir las enfermedades cardiovasculares, previene el cáncer e inhibe el crecimiento de células cancerosas entre muchísimas cosas más. La vitamina C se encuentra en los espárragos, los aguacates, los cítricos, los arándanos, de hecho casi todas las frutas y los pimientos morrones. La dosis óptima de vitamina C para adultos es de 1 000 a 5 000 mg diarios divididos en varias dosis al día.

Vitamina E. Además de combatir los radicales libres al igual que las vitaminas A y C, la vitamina E repara el daño en los tejidos, reduce la presión arterial, mantiene sanos los nervios. Como antioxidante, esta vitamina está ligada a casi todas las enfermedades degenerativas, por eso es muy importante en la prevención de las mismas. Fuentes de esta vitamina son los aceites de germen de trigo, girasol, cacahuate y las nueces, por nombrar algunas. La dosis requerida para una buena salud coronaria es de entre 400 y

1 200 UI diarias.

Selenio. Este mineral es el componente más importante de enzimas que neutralizan los radicales libres y colabora mano a mano con la vitamina E. Tiene mucho poder como antioxidante, y para prevenir y combatir el cáncer. El selenio es tan importante que sin él el corazón se colapsaría en un tejido plano e inútil. Fuentes importantes son las carnes, el brócoli, el kelp, las cebollas, por nombrar algunas. La dosis ideal es de 200 mcg diarios y a menos que te estés comiendo una hectárea diaria de perejil, no obtienes esta dosis con tu dieta.

Zinc. También colabora con las enzimas y tiene fuertes propiedades antioxidantes, estimula el sistema inmunológico y de hecho tiene mucha fama de acortar los resfriados comunes y ayuda a prevenir el cáncer. La dosis ideal es entre 15 y 30 mg.

Azufre. Los alimentos que lo contienen, el ajo, la cebolla, los poros, los cebollines y demás parientes, son antioxidantes poderosos. Son muchos en la profesión médica y científica los que argumentan que el ajo, por contener tanto azufre, puede detener al cáncer (así como a los vampiros y también los avances de uno que otro amante de olfato delicado). Y sí, en efecto, el azufre tiene muchos componentes que combaten el cáncer. Otra buena fuente de éste mineral la constituyen por supuesto los huevos.

Otros minerales importantes que debes buscar incluir en tu dieta y en tu fórmula antioxidante son el potasio y el magnesio.

Hierbas. Entre éstas, con poder antioxidante, es muy conocido el té verde. Bébelo seguido, tiene propiedades anti-carcinógenas; para utilizarlo como antioxidante, unas dos o tres tazas diarias te dan el mejor beneficio, mas recuerda que contiene cafeína y ésta deshidrata, así que bebe mucha agua aparte. El cardo de leche protege el hígado. El espino, el arándano y el gingko son poderosos antioxidantes.

Aminoácidos. El ácido alfa-lipóico merece que lo investigues. Es considerado por algunos expertos como el antioxidante anti-envejecimiento perfecto. Es capaz de mejorar tu metabolismo dándote más energía y manteniéndote delgado y además protegerte de los efectos dañinos de los productos de tu metabolismo. Es el antioxidante universal pues ayuda directa o indirectamente en la protección de los componentes de cada parte del cuerpo.

También el glutatión, la glutamina y la cisteína son antioxidantes. De los llaneros solitarios, tenemos por ejemplo a la Coenzima Q-10, que es realmente una vitamina pero no ha sido reconocida como tal por ser la definición de éstas tan errática. La Coenzima Q-10 sirve para infinidad de cosas: comienza por apoyar la energía del metabolismo y ayudar a las funciones cardiovasculares, mantiene más saludable la piel, la próstata y los senos, mantiene estables los niveles de colesterol, te ayuda a pensar, es decir ayuda a la función cognitiva y al cerebro, y muchas otras cosas más. Esta Coenzima se debe tomar en conjunto con los demás antioxidantes porque como ya mencioné: trabajan juntos.

Un secreto de juventud...

Para obtenerlos todos, te recomiendo muchísimo que busques por ahí una mezcla de Polvos Verdes. Estos polvos verdes, son verduras, frutas, algas y pastos hechos polvo, que se los puedes agregar a tu agua o jugo y es como si te estuvieras bebiendo una ensalada. Tienen un poder antioxidante tremendo y son un excelente complemento nutricional. Busca el producto de una compañía de prestigio que cuida la calidad de lo que vende y de preferencia que sean orgánicos. Se refieren básicamente a las algas y a los pastos germinados, como la cebada y el trigo. En la lista de "verdes" de las formulas de polvos verdes encontrarás por lo tanto Espirulina, Clorela, germinado de Trigo, germinado de Cebada, y algunas algas como la roja y la café a las cuales se les refiere como Kelps.

Común a todas las plantas que se alimentan de luz solar, encontramos la molécula de la clorofila, la cual puede considerarse en sí misma un alimento "verde" que proporciona un alto grado de nutrición como las algas y los pastos germinados. La clorofila y los pastos con mucho contenido de ella son altamente desintoxicantes, limpian profundamente las células por su alto contenido de nutrientes que por "ocupación" desplazan a las toxinas fuera de las mismas.

Las formulas de Polvos Verdes son entonces densamente nutritivas, altamente desintoxicantes, altamente antioxidantes y por si esto no fuera poco, altamente alcalinizantes. Son de verdad una JOYA de la nutrición contemporánea que recomiendo mucho agregues a tu dieta.

Los efectos que algunas personas reportan después de consumir por un tiempo los nutrientes en los Polvos Verdes van desde menos apetito pues hay más nutrición en las células, pérdida de peso, más energía, especialmente más energía mental, claridad y un estado más alerta.

No se han hecho muchos estudios tristemente sobre los polvos verdes y deberían hacerse pues las mejoras en la salud al consumirlos son notables. Yo se los he dado a mis niños desde los 8 meses en dosis pequeñas y fui aumentando la dosis conforme han ido creciendo. A los niños les aportan además todas las vitaminas y minerales que muchas veces faltan en sus dietas.

Los pastos en los polvos verdes, actúan como purificantes y rejuvenecedores, probablemente por su alto contenido de clorofila y otros nutrientes densos. Se ha reportado que protegen contra el cáncer y la clorofila en ellos es un potente antioxidante. En Japón se ha comprobado que la cebada protege las células humanas y de animales de daños causados por los rayos X y por ciertos químicos cancerígenos.

Espero cuando menos haber despertado tu curiosidad sobre este maravilloso producto, pero la única manera en que comprobarás sus beneficios ¡es tomándotelo!

El vino tinto y sus bondades

Red red wine, you make me feel so fine,
You keep me rockin' all of the time.
Red red wine, you make me feel so grand,
I feel a million dollar when you're just in my hand.

¿Recuerdan esa pegajosa canción estilo reggae de los años ochenta de la banda UB40? Pues tiene mucho de cierto: el vino tinto posee muchas bondades, aunque no necesariamente las descritas en la canción. El vino tinto es una abundante fuente de antioxidantes.

Este es un antioxidante muy placentero de ingerir. ¿Y por qué el tinto y no el blanco? Pues porque el vino tinto contiene 20 veces más flavonoides, que son sustancias antioxidantes, que el vino blanco y 10 veces más que el té. Esto es porque durante el proceso de preparación del vino tinto, se cosecha la uva y junto con el tallo y la hoja se machacan dejando así los antioxidantes de la cáscara de la uva y de la semilla en el jugo durante el proceso de fermentación del vino tinto, y entonces el alcohol junto con el jugo extraen de la uva la fórmula antioxidante más soluble que existe de las semillas y la cáscara. Esto de la solubilidad es importante pues quiere decir que tu cuerpo la aprovecha mejor.

En el vino blanco, por el contrario, se separa la cáscara y la semilla inmediatamente dejando sólo el jugo para la fermentación, lo cual evita que éste contenga tantos antioxidantes como el tinto. El vino tinto contiene además una potente sustancia llamada resveratrol la cual desacelera la producción de grasas en el hígado e inhibe la síntesis de prostaglandinas o sea la inflamación; también previene que las plateletas en la sangre se aglutinen, una de las causas principales del bloqueo en las arterias coronarias. Y por si esto fuera poco, más potente aún que el resveratrol, son las proantocianidinas (OPC), sustancias que se encuentran en la semilla de la uva, las cuales son como aves de rapiña buscando radicales libres en tu cuerpo. Los radicales libres son los que causan la oxidación y las OPC los encuentren y los neutralizan con mayor potencia aún que la misma vitamina E (50 veces más potentes) y la vitamina C (20 veces más potentes) de acuerdo con el Dr. Balch. Éstas además han demostrado no ser tóxicas.

Por supuesto que quiero hacer aquí énfasis, y mucho énfasis de verdad, en que al hablar de tomar vino tinto me refiero a una copa diaria y no más de cinco a la semana de preferencia. Yo no estoy promoviendo el alcoholismo de ninguna manera, de hecho el alcohol es un exacerbado promotor de la oxidación, si quieres ponerte viejo y enfermo rápido, es muy fácil: bebe sin medida. Así que, por favor como el comercial: "nada con exceso, todo con medida".

Y para darle validez a este palabrerío, veamos los datos clínicos. Algunos estudios referidos por el Dr. Packer dicen que las personas que toman vino tinto, alto en flavonoides, tienen menor incidencia de enfermedades del corazón en relación con las personas que toman té, también alto en flavonoides.

Lo que se conoce en la nutrición como la Paradoja Francesa, se refiere a que, aún con el alto consumo de grasas saturadas que los franceses practican, y aunque fumar parezca ser el pasatiempo nacional en ese país, los franceses presentan menos enfermedades del corazón que muchas otras naciones del mundo donde fumar está casi erradicado como lo es Estados Unidos. Muchos nutriólogos y científicos dedicados a la investigación de este fenómeno, lo atribuyen al elevado consumo de vino tinto que esta nación alegremente practica.

El Dr. Serge Renaud, cardiólogo de la Universidad de Bordeaux, ha estudiado los efectos del vino tinto por años siguiendo a más de treinta y cuatro mil hombres de edad media viviendo en Francia, y sus conclusiones son que sin importar la dieta que lleven, cuánto fumen o si nunca fumaron o dejaron de fumar, o si tienen pedigree o son acá de la plebe: aquellos que toman dos o tres copas diarias de vino tinto tienen 35% menos probabilidades de padecer ataques del corazón, 24% menos probabilidades de padecer cáncer y 30% menos probabilidades de morir de otras causas. ¡Pero no te aloques! Ya te comenté y lo dice él también, que rebasando el exceso de 4 copas diarias se da una regresión letal en estas estadísticas y las probabilidades se elevan peligrosamente debido a que el alcohol es el enemigo número uno del hígado y a que éste promueve la oxidación.

Así que vuelvo a hacer énfasis, nada con exceso, todo con medida. ¡Salud!

Para aquellos de ustedes que no disfrutan del vino tinto, existe el resveratrol en suplemento. Algunos otros beneficios que se conocen de este suplemento es bajar el colesterol, es de 10 a 20 veces más potente que la vitamina E para protegerte de la oxidación del LDL, además de bloquear la acción de una enzima que se llama Cox-2 que está ligada al cáncer de colon. Se recomienda tomar 500 mg diarios y no se conoce toxicidad alguna con su consumo.

Para obtener cualquier información sobre los alimentos y productos descritos escríbenos a :
bienestar@elfarodealonso.com
o visita nuestro sitio www.elfarodealonso.com

CAPÍTULO 6

Tú puedes prevenir el cáncer

Envenenadores lo son, ya sea que lo sepan o no
Friedrich Nietzsche

El cáncer es, sin duda, la enfermedad más devastadora de nuestros tiempos. Es la más devastadora, a mi parecer, no porque subestime el dolor que otras enfermedades ocasionan, sino por las proporciones casi epidémicas que el cáncer está alcanzando, ya que según estadísticas del Instituto Nacional del Cáncer en los Estados Unidos (National Cancer Institute), una de cada cuatro personas padecerá cáncer a lo largo de su vida. De acuerdo con otra fuente, actualmente en los Estados Unidos, una de cada tres personas es diagnosticada con cáncer y una de cada cuatro muere a causa de ello. El cáncer es el segundo asesino más grande de nuestros tiempos, precedido sólo por las enfermedades del corazón.

¡Imagínate la magnitud de ese hecho! Eso quiere decir que todos tendremos en algún momento de nuestras vidas un ser querido con cáncer, o seremos nosotros los que lo padeceremos.

El cáncer es como una revolución dentro de tu organismo que ocurre cuando un grupo de células comienza a dejar de trabajar por el bien de todo el cuerpo y organiza un motín, multiplicándose y creciendo y esparciéndose.

Lo curioso del cáncer es que tiene lugar más en los países desarrollados: entre más alto el ingreso per cápita, mayor la incidencia de cáncer. Esto es debido a la industrialización. El cáncer es una enfermedad "nueva", es un efecto de la revolución industrial, antes de ésta era cosa muy rara padecer cáncer. De hecho los cinco cánceres que más se dan —pulmón, pecho, estómago, colorectal y próstata— eran básicamente desconocidos a principios del siglo XX.

Los métodos o tratamientos convencionales ven el cáncer como el enemigo al que hay que aniquilar cortándolo con cirugía, quemándolo con radiación o envenenándolo con quimioterapia. Los avances en este ramo de la medicina están basados en encontrar formas menos dañinas de aplicación que dichos métodos. Y no pueden considerarse realmente brechas, pues si bien es un hecho que el "índice de supervivencia de cinco años" ha mejorado, esto se debe a que hoy en día detectan el cáncer más oportunamente y no tanto a que los tratamientos mencionados sean más exitosos.

El cáncer entra a nuestro organismo a través de lo que comemos, lo que bebemos, y los químicos y virus a los que estamos expuestos, ya sea en nuestra ocupación, el ambiente o nuestro estilo de vida, y a través de la manera en la que pensamos.

Según el Fondo Mundial para la Investigación del Cáncer (World Cancer Research Fund), puedes reducir tu riesgo de padecer cáncer en más de un 40% tan sólo con una dieta adecuada. Ésta es la conclusión a la que llegaron tras evaluar más de cinco mil estudios que relacionaban la dieta con el cáncer. La Comisión Europea estima que más de un cuarto de millón de vidas podrían salvarse anualmente en los doce estados que originalmente la forman a través de cambios en la dieta.

En estudios con gemelos se ha probado que no más del 15% de los cánceres son genéticos, lo cual deja al 85% restante originados a través de estilos de vida como la dieta, fumar, beber alcohol, exposición a carcinógenos, virus y una actitud mental que resuene con el cáncer (ver capítulo 10).

Aún así, de todos los factores de riesgo, la dieta representa el más grande, ya que el cáncer es causado por una de éstas tres cosas:

- ♦ Daño al ADN de las células a través de radicales libres. Factores de riesgo como fumar y la radiación crean radicales libres en el organismo, mientras que una ingesta alta de antioxidantes (que combaten los radicales libres) como la fruta y las verduras, así como complementar la dieta con antioxidantes en cápsula provee protección en gran medida.

- ♦ Sobre-exposición a químicos en la comida y en el agua, que alteran las hormonas. Comer una dieta libre de éstos químicos como lo son los productos orgánicos elimina este riesgo por completo.

♦ Una metilación pobre lo cual resulta en niveles de homocisteína altos y un aumento al daño causado al ADN. La solución para esto es ingerir más vitaminas B.

Para poder cambiar esa aterrorizante estadística que dice que una de cuatro personas lo padecerá a lo largo de su vida, todos tenemos que poner nuestro granito de arena contaminando menos y siguiendo estas estrategias que extraje del libro del Dr. Samuel S. Epstein, *The Politics of Cancer, Revisited,* quien es una de las autoridades del cáncer a nivel mundial. La buena noticia es que se puede hacer algo, que no estamos a su merced.

Es de naturaleza urgente que la gente conozca las estrategias para prevenir el cáncer. Sí. Prevenir el cáncer. Y no estoy hablando de localizarlo a tiempo, no me refiero a mamografías y demás análisis que detectan el cáncer. No. Me refiero a prevención de verdad, a cambios diarios en tu rutina que pueden ayudarte a evitar que algún día te lo detecten. Ahora sabemos que el cáncer se puede prevenir pues también, según estadísticas del Instituto Nacional del Cáncer, un alto porcentaje de los cánceres están relacionados con la dieta. El porcentaje restante están relacionados con hábitos, estilos de vida, la edad avanzada, virus y genética.

Aquí también tenemos mucho bajo nuestro control pues nuestros hábitos diarios y estilos de vida son costumbres que se pueden modificar.

Cabe considerar que la edad es un factor de riesgo porque el cáncer es una enfermedad que toma años en formarse, no se da de la noche a la mañana, por eso son más los afectados de edad avanzada. Mas no es un efecto de la edad: el cáncer es un efecto de tóxicos acumulados a lo largo de la vida. Por último, en el caso de la genética, aunque la tendencia a padecer cáncer algún día corra por tus venas, es decir, aunque tengas parientes cercanos que padecieron o padecen cáncer, puedes disminuir sustancialmente esas posibilidades siguiendo estas estrategias, que abarcan las siguientes doce categorías:

- ❖ Dieta
- ❖ Cigarro
- ❖ Alcohol
- ❖ Agua
- ❖ Medicinas
- ❖ Cosméticos
- ❖ Rayos X
- ❖ Sexo
- ❖ Sol
- ❖ Donde vives
- ❖ Casa
- ❖ Ocupación
- ❖ Actitud mental y emocional (ver Capítulo 10)

Dieta

Con cambios inteligentes en tu dieta puedes disminuir seriamente tus posibilidades de padecer cáncer algún día. Algunas dietas pueden reducir el riesgo del cáncer mientras que otras lo incrementan. Las dietas altas en fibra lo disminuyen, pues al hacer más materia fecal, ésta pasa más rápidamente por el intestino reduciendo el tiempo que dura en pasar y por lo mismo el tiempo que estos carcinógenos están en contacto con el intestino. Por razones obvias las dietas que son bajas en fibra aumentan el riesgo de padecer cáncer.

Un amplio rango de carcinógenos o cancerígenos ambientales, particularmente pesticidas y químicos industriales, son solubles en grasas, y por lo mismo se acumulan en la cadena alimenticia, así que entre más grasa animal consumas en carnes y lácteos, más incrementas tu riesgo de padecer cáncer algún día. Por eso se recomienda disminuir el consumo de carnes rojas, lácteos, grasas saturadas como la manteca y la mantequilla a no más de dos o tres veces por semana, enfatizando en la dieta el consumo de verduras — los combatientes número 1 del cáncer—, verduras, legumbres, granos y frutas. Las mejores opciones de proteína son el pollo sin la piel y el pescado.

Ten en cuenta además que las deficiencias nutricionales también causan cáncer, así que hay que comer una gran variedad de alimentos ¡y tomarse esas vitaminas! Se sabe muy bien que las vitaminas y los antioxidantes combaten y previenen el cáncer. Las vitaminas que además son antioxidantes, son las vitaminas A, E y C. Se ha encontrado quela vitamina A pone a la leucemia en remisión; asimismo el beta-caroteno, que es un precursor de la vitamina A, se ha probado como un efectivo combatiente del cáncer de pulmón. Los pacientes de cáncer viven cuatro veces más si toman vitamina C.

El Dr. Linus Pauling y el experto en cáncer, Dr. Ewan Cameron, probaron en los años sesenta este hecho: le suministraron 10 gramos de vitamina C diarias a pacientes terminales y éstos vivieron cuatro veces más que los pacientes terminales que no tomaron la vitamina C.

Es muy importante recordar como vimos en el capítulo anterior que estos antioxidantes trabajan en equipo, y que para obtener sus beneficios se deben ingerir conjuntamente, no se recomienda que complementes sólo uno de ellos, sino todos. Esto es en especial el caso para el beta-caroteno, que como ya mencioné con anterioridad trabaja en sinergia con otros antioxidantes, así como el selenio y la vitamina E.

La comida es la fuente más importante de químicos sintéticos. No creas que porque está en los estantes es sano, ¡algunas cosas en los estantes no deberían ni estar catalogadas como comestibles! Ya sea que les agregaron un montón de aditivos como colorantes, saborizantes y conservadores, sea que contienen contaminantes accidentales como los pesticidas y los químicos industriales, muchos de ellos carcinógenos, deberás evitar lo más que puedas (o quieras) los alimentos que los contienen, es decir la comida procesada, la comida que viene en cajas, la comida rápida, la comida chatarra, los refrescos o sodas.

Vuélvete un amante de la comida como la naturaleza la provee, si no crece en los arboles o sale de la tierra no es muy bueno para tu salud. Lee las etiquetas y entérate de qué contiene lo que estás comprando y dando de comer a tus seres queridos. No compres productos que contengan sacarina, rojo #40, amarillo #5, tinturas sintéticas, aditivos con el nombre FD&C, colorantes, nitritos (muy altos en el tocino y demás embutidos) y proteínas derivadas del petróleo (toruteina). Evita las vísceras o menudencias lo más que puedas o mejor aún elimínalas de tu dieta, pues ahí acumulan los animales los tóxicos, la comida o bebida contenida en plásticos de PVC ya que éste suelta carcinógenos en el alimento. También es sabido que las carnes procesadas, los famosos embutidos, elevan las posibilidades de contraer leucemia en los niños. ¡Por favor, mamá, no les des de comer salchichas y jamones seguido a tus niños!

Recuerda que en la comida existen dos clases de alimentos: los nutrientes y los anti-nutrientes. Está de más volver a mencionar que para prevenir enfermedades, entre ellas, el cáncer, hay que mantenerse alejado de los "alimentos" que nos roban, pues los nutrientes son vitales para mantenerse sano. Un grupo muy importante de nutrientes en el combate contra el cáncer son los vegetales.

En su libro *Come para combatir el cáncer* ("Eat to Beat Cancer"), el Dr. Hatherill nos habla de que en los alimentos enteros como los vegetales, existen agentes químicos que previenen, detienen, interrumpen y hasta revierten las formaciones cancerosas. Muchos de estos agentes han probado su poder anti-cancerígeno al revertir células cancerosas en células sanas en pruebas de laboratorio. De este modo, existen dos maneras de cerrarle la puerta al cáncer: evitar el contacto con químicos cancerígenos e ingerir estos agentes anti-cancerígenos que se encuentran la comida.

Hipócrates, el gran médico griego dijo: "Tu alimento será tu remedio. Deja que tu alimento sea tu medicina y deja que tu medicina sea tu alimento".

El Dr. Hatherill divide estos alimentos en ocho grupos y recomienda que los comamos enteros y frescos, es decir que para que saques el mayor provecho posible de estas sustancias, las verduras no deben cocinarse mucho y los productos frescos son preferibles a los congelados, y los congelados son preferibles a los enlatados. En ese orden. De hecho, si puedes eliminar la comida enlatada de tu dieta ¡mejor! pues el aluminio de las latas se filtra en la comida invariablemente, y el aluminio así como otros metales pesados, está relacionado con el cáncer, el Alzheimer y un montón de enfermedades más. Entonces, para prevenir y combatir el cáncer incluye lo más posible en tu dieta estos vegetales abarcando algo de los ocho grupos en el transcurso del día. Estos grupos son:

1. *El grupo de las cebollas.* Incluye al ajo por supuesto, los cebollines, las cebollitas, el poro, los espárragos, etc. Ya todos hemos escuchado de los poderes del ajo ¡pero sus primas las cebollas no se quedan atrás! El Instituto Nacional del Cáncer (National Cancer Institute) demostró en un estudio en China que las personas que comen mucho ajo reducen sus posibilidades de padecer cáncer de estómago notablemente. Son las sustancias sulfurosas en el ajo y compañía

que nos benefician, y para obtener su poder anti-cancerígeno hay que ingerirlos crudos o ligeramente cocidos. Las cebollas, los espárragos y el ajo son antivirales, anti-inflamatorios, antibacterianos, fungicidas, disminuyen las alergias y protegen contra las enfermedades del corazón. Previenen tumores, reducen el riesgo de una embolia, inhiben el cáncer de piel, estómago, hígado, colon, pulmón y cérvix, y bloquean la formación de carcinógenos en el cuerpo.

2. *El grupo de los crucíferos.* Incluye al famosísimo brócoli, las colecitas de Bruselas, la calabaza, la coliflor, los rábanos, los nabos y los berros. Éstos contienen cientos de sustancias sulfurosas diferentes y por lo tanto presentan una gran actividad anti-cancerígena. Estas sustancias se liberan cuando los picamos y los masticamos, por eso es preferible comerlos crudos o ligeramente cocidos para aprovechar todo su poder. Cocinarlos de más destruye muchos de los beneficios. Existen muchos estudios que prueban que consumir grandes cantidades de crucíferos, esta familia de verduras, disminuye la incidencia de cáncer. Al brócoli de hecho se le conoce como el enemigo número uno del cáncer en lo que a alimentos se refiere, ya que en estudios ha probado protección contra cáncer de esófago, estómago, colon, pulmón, laringe, próstata, boca, faringe, ovarios, pecho y cérvix.

3. *El grupo de las semillas y nueces.* De linaza, de girasol, de ajonjolí, de calabaza (pepitas) y las nueces en todas sus variedades, combaten y previenen el cáncer pues están llenas de antioxidantes al estar preparadas para germinar. Por esta razón, comerlas tostadas no cuenta, pues al tostarlas se destruyen estos antioxidantes, hay que comerlas crudas, son deliciosas, agrégaselas a tus ensaladas, sopas, frijoles, a puños ¡y hasta en un licuado! Las semillas y nueces tienen además un inhibidor de la enzima proteasa, enzima que utilizan las células cancerosas para migrar o hacer metástasis de un lugar a otro del cuerpo y dividirse. En estudios se ha probado que estos inhibidores de la proteasa bloquean el desarrollo de tumores y los disminuyen.

4. *El grupo de los granos.* Tales como la avena, el trigo, el maíz, el centeno, la cebada y demás. Muchos de ellos tienen niveles muy altos de "liantes" que son componentes de la fibra en muchos vegetales, y estos liantes tienen cualidades antivirales y anti-tumores. Esto es bien sabido en la Medicina China. Las especulaciones tras varios estudios de laboratorio es que los liantes se "pegan" al estrógeno (el cual en exceso es promotor del cáncer) y por lo tanto suprimen el crecimiento de los tumores. Por cierto que el exceso de estrógeno no afecta solamente a las mujeres, a los hombres también, pues hoy en día están expuestos al estrógeno a través de los lácteos ya

que se lo inyectan a las vacas, y está relacionado también con el cáncer de próstata. Por eso la leche orgánica (libre de hormonas y pesticidas) es tan recomendable. Las fuentes principales de liantes son las semillas de linaza, el centeno, el trigo, los frijoles de soya, la avena y la cebada.

5. *El grupo de las legumbres*. Como son los frijoles de soya, los chícharos, los ejotes, las lentejas y los frijoles en todas sus variedades. El Dr. Hatherill dice que una ración de soya diaria mantiene el cáncer alejado. La soya hoy en día está texturizada imitando cualquier producto de carne y éste NO es el producto que debes consumir. Cuando hablo aquí de consumir soya para tu salud, debe de ser un producto de soya fermentado como el tempeh, el miso, o el tofu, así como la salsa de soya baja en sodio. La soya ha probado que en donde la consumen diariamente las incidencias de cáncer de pecho y colon son menores, también en los vegetarianos que la consumen en lugar de la carne dado su alto contenido de proteína. Un estudio reciente probó que las mujeres que la consumen (55 mg diarios) reducen sus probabilidades de padecer cáncer de pecho en un 50%. Esta cualidad anti-cancerígena está en las "saponinas" que las legumbres contienen (las cuales la soya contiene en mayor cantidad) y que son tóxicas para los tumores cancerosos. Yo recomiendo comerla como es, sin procesar, pues la soya es uno de los productos hoy en día que

más ha sufrido el proceso de convertirse en un Frankenalimento, manipulada genéticamente.

En algunos países se tiene el buen hábito de consumir bastantes frijoles, los cuáles contienen fibra y proteína además de ser bajos en grasas y calorías. Cuando los mexicanos nos alimentábamos de frijoles y maíz (tacos de frijoles) gozábamos de excelente salud y dientes fuertes. Ahora con la dieta procesada hay malnutrición y dientes de metal entre nuestros niños.

6. *El grupo de las frutas.* Éstas contienen unas sustancias que se llaman "flavonoides" los cuales en especial en las frutas cítricas son anti-tumores y anti-carcinógenos, además de antivirales, anti-inflamatorios, anti-alergénicos y antioxidantes. También sus aceites combaten el cáncer. El grupo de las moras, fresas y frambuesas además de ser muy ricas en vitaminas contienen "taninas" que inhiben el cáncer, sobre todo de pulmón. También las granadas. Se ha descubierto sin embargo que las frutas deben comerse solas. Es decir, contrario a como se acostumbra, comerlas en el desayuno junto con otros alimentos, las frutas son el tentempié perfecto para media mañana o media tarde.

7. *El grupo de los jitomates.* Este peculiar grupo incluye verduras como la papa, la berenjena, el camote, los betabeles y los pimientos morrones

además de los jitomates y los tomates verdes. Está comprobadísimo que el jitomate reduce el índice de cáncer de próstata notablemente, y lo curioso es que si el jitomate está cocido es mayor su poder, como en la salsa de tomate para las pastas. Se ha encontrado que varios extractos del jitomate inhiben la formación del cáncer, entre ellos el "licopeno" que también se encuentra en las fresas y todo lo que es rojo. El licopeno acompañado de las grandes cantidades de vitamina C que los jitomates y las frutas rojas contienen, es un arsenal contra el cáncer.

8. *El grupo de las raíces y los tallos.* Se les conoce también como Umbelíferos. ¿Qué nombre verdad? Incluye a las zanahorias, el apio, el perejil, el comino, el cilantro, el eneldo, y demás. Estos son muy ricos en "fitoquímicos", sustancias que poseen cualidades curativas y preventivas. Muchos estudios han comprobado que el beta-caroteno, uno de estos fitoquímicos, es increíblemente poderoso contra el cáncer. El beta-caroteno es sólo uno de los incontables carotenoides que se encuentran presentes en las frutas y las verduras. Los umbelíferos combaten y protegen contra cáncer de boca, estómago, colon, pulmón, útero, páncreas, próstata y vejiga.

Una vez que conoces los ocho grupos de la dieta anti-cáncer del Dr. Hatherill, la estrategia a seguir está en consumir diario cuando menos un miembro de cada grupo, pues al mezclarlos estás construyendo un escudo protector contra el cáncer. En su libro se puede profundizar sobre qué combate cada cáncer en específico y qué dieta específica seguir. Es un libro que vale mucho la pena; tristemente, no lo he encontrado en español, pero puedes encontrar quien te ayude si no lees el inglés. Y para quien quiere leer en español más sobre el tema, encontré una alternativa que se titula: *Ya puedes prevenir el cáncer,* escrito por International Cáncer Prevention Institute.

Otra cosa que es muy importante es limpiar muy bien de químicos y pesticidas las frutas y verduras antes de consumirlas, pues así evitas contaminar tu cuerpo con estas amenazas del mundo moderno. Para ello existen productos en el mercado que reducen notablemente los residuos de químicos en las frutas y verduras. La siguiente es una receta casera para eliminar en gran medida estos contaminantes mientras los productos orgánicos (libres de fertilizantes y pesticidas) ganan más aceptación. Una vez que consigas productos orgánicos, éstos son la mejor opción para prevenir y sanar el cáncer.

Enjuague para verduras y carnes

Peróxido de Hidrógeno (35%) de categoría alimenticia H_2O_2. Una cucharada de éste en una tarja llena de agua. Se enjuagan los vegetales durante 15 minutos y las carnes durante 30 minutos. No necesita enjuagarse.

Ya por último, dos cosas: no calientes nada en plástico en el microondas, ya que al calentarse suelta carcinógenos potentes en la comida o bebida; de hecho mejor no uses tu microondas. Y, quizá la recomendación más importante: no comas nada quemado, todo lo que está color café oscuro o negro como en las tortillas recalentadas, el pan tostado, las carnes asadas, en las cosas fritas, contiene los carcinógenos más potentes. Estas sustancias, al comértelas, agreden el ADN de tus células, y forman células cancerosas.

Cigarro

Todos sabemos que fumar causa cáncer. No hay alternativa a dejar de fumar, ni siquiera cambiar a cigarros bajos en nicotina pues estos contienen niveles más altos de monóxido de carbono, lo cual aumenta los riesgos de un ataque al corazón, además de que al fumar cigarros bajos en nicotina las personas terminan por lo general fumando más para compensar las dosis de nicotina que "necesitan" diariamente. Evita fumar ¡y a los fumadores! pues la gente que no fuma es más susceptible al daño del cigarro, sobre todo los niños. Los fumadores tienen aproximadamente treinta veces más probabilidades de padecer cáncer pulmonar que los no fumadores. El cigarro también incrementa las posibilidades de padecer otros cánceres, como el de laringe, esófago, boca y vejiga. El cigarro es una forma de suicidio lento, busca ayuda para dejarlo y mira dentro de ti: ¿por qué te estás matando?

Alcohol

Mientras que no hay evidencia directa de que el alcohol sea un cancerígeno declarado como lo es el cigarro, sí es sabido que beber de más incrementa los riesgos de padecer cáncer. Como ya les comentaba en el capítulo anterior cuando les conté del vino tinto, tomar no es malo, lo que es malo es el abuso, en especial para el hígado. Beber de más sí está implicado con el cáncer de hígado, garganta, esófago y laringe, además de otras enfermedades como la cirrosis. Estos riesgos del alcohol se incrementan quince veces más si además fumas. Deja la borrachera para el ocasional bodorrio ¡no cada fin de semana! Si has de tomar, toma vino tinto y limítalo a una copa diaria o no más de cinco a la semana, si es parranda del fin de semana.

Agua

Si recibes agua de alguna presa ¡no cocines con ella ni te la tomes! Al hervirla la limpias de bacteria pero se concentran más los contaminantes como los metales pesados y pesticidas asociados por excelencia del cáncer. El agua de pozo es mucho mejor; aunque también contiene algunos contaminantes, no está tan contaminada como el agua de las presas. En casi todo el planeta tenemos un problema tan fuerte de contaminación del agua que no puedo ni empezar a discutir aquí pues tomaría demasiado espacio. El agua del planeta hoy en día está enferma, es la realidad, pero el agua de países como México está en fase terminal, necesita más que terapia intensiva. Tan sólo pregúntate cuándo fue la última vez que viste un río o lago con aguas tan cristalinas que te invitaron a sumergirte en ellas, algo por demás común en algunos países del primer mundo todavía. México tiene todo para ser un país de primer mundo, pero los mexicanos de verdad que tenemos que echarle ganas, comenzando por la clase política a quienes ésta contaminación del agua parece tenerlos sin cuidado. Es imperativo tener medidas que regulen y sancionen lo que se arroja a los ríos del mundo entero, pues se nos olvida que el agua de todos se reúne al final de un río en los mares, lo que hacen en India me afecta a mi aquí en Norteamérica.

Es una tristeza pero es la verdad. Nuestra agua está contamindad con una gran variedad de químicos y desperdicios, como las aguas negras de pueblos y ciudades, además de no existe una regulación consciente del agua y de las actividades que con ella se relacionan, como lo es la construcción. Es tan común ver una construcción en las afueras de una ciudad, donde no existe todavía la infraestructura para el desarrollo, como drenaje y demás, dirigir sus aguas negras a un riachuelo o arroyo en lugar de construir una fosa séptica.

En los llamados países de primer mundo, beber agua del grifo no es sano tampoco, ni en Europa ni en Estados Unidos. ¿A alguien se le ocurrió que beber agua con cloro era buena idea? El cloro es un veneno, mira la etiqueta de la botellita ¿Que en pequeñas cantidades no hace daño? De verdad: ¿vas a darle poquito veneno a tus hijos que porque poquito veneno no mata, nomás ataranta? ¡Piénsalo bien! Su salud está en tus manos.

El agua embotellada no es ninguna garantía, pues aunque está limpia generalmente de agentes bacterianos, no se escapa de la contaminación de químicos, dígase pesticidas y metales pesados.

126

Un buen filtro es tu mejor opción. En mi casa, yo tengo un filtro/alcalinizador de excelente calidad que me entrega agua de muy buena calidad para beber. Si quieres información escríbeme a bienestar@elfarodealonso.com

Medicinas

Muchas medicinas contienen substancias carcinógenas, tal y como lo muestran los experimentos en los laboratorios tanto con animales como con humanos. En México, la ley no exige a la Industria Farmacéutica informarte de los efectos adversos de los medicamentos al vendértelos, pero en Estados Unidos sí. Cuando miras en la televisión en éste país los comerciales que promueven el uso de determinada medicina, es extremadamente ridículo el tiempo que tienen que dedicar para informar a la población sobre los peligros de las medicinas, son cómicos ¡te mueres de la risa! Te quitan un achaque pero te ocasionan otros diez nuevos, es de verdad para preguntarse quién en su sano juicio querría tomarse eso y por cierto en Estados Unidos se denominan "drogas" y con justa razón.

Si tomas algún medicamento, discútelo con tu doctor, y siempre sopesa los pros y los contras de un medicamento. No te dejes llevar con que sólo "podría" darte cáncer: ¿vale la pena exponerte a la posibilidad? Eso sólo tú lo puedes evaluar. El cáncer es una enfermedad que toma años en formarse, no se da de la noche a la mañana; por eso son más los afectados de edad avanzada. No es un efecto de la edad, es un efecto de tóxicos acumulados a lo largo de la vida ¡No acumules tóxicos! Existen muchas alternativas naturales reales para muchos medicamentos, aun para el cáncer (ver Referencias).

Quiero dejar muy claro aquí que yo no estoy en contra de usar medicinas. Bueno, un poquito. Hay ocasiones, muchas, en que la farmacéutica es en verdad la mejor opción, pero lo malo es que la gente se ha vuelto adicta de correr al doctor con la idea de que todo se cura con una píldora. Un ejemplo es el abuso que la gente comete con los antibióticos, ya que es aún relativamente fácil conseguirlos pues los doctores no se la piensan en darte la receta médica. La gente casi cree que son dulces y que ellos pueden y deben auto-recetarse. Los antibióticos tienen también efectos adversos y pueden ser peligrosos. Los médicos generalmente están interesados en ayudar a sus pacientes a recuperar su salud por los medios que sean, sin embargo los bonos que les ofrece la farmacéutica para promover sus productos a éstos médicos que trabajan arduamente, incluidos viajes a Europa todo pagado, son muy tentadores. En fin.

Los estrógenos han demostrado ser carcinogénicos para los animales en las pruebas de laboratorio. Si estás en la menopausia y tomas estrógenos, sopesa los pros y los contras con tus síntomas. Esta terapia puede aumentar enormemente tu riesgo de padecer cáncer uterino.

Existen alternativas naturales muy eficientes. Mi sugerencia para ti es que si te han prescrito un medicamento, temporal o de por vida, seas responsable de tu salud y hagas la tarea, te metas a la internet y le preguntes al señor Google el nombre del medicamento, leas al respecto y te formes tu propia opinión. Sólo una decisión bien informada es una buena decisión.

Cosméticos

La FDA (Food and Drug Administration) en los Estados Unidos (donde se originan muchos cosméticos) no tiene la autoridad para exigir que la seguridad de los cosméticos se pruebe, pero sí les exige que entonces pongan la lectura "La seguridad de este producto no ha sido probada" ¡Aguas!... Cuidado con estos productos, no los compres, más vale. Los tintes del cabello, en especial los oscuros son peligrosos. Evita los productos que contengan los siguientes colores: Amarillo #1, Azul #6, y Rojos #10, 11, 12, y 13. No compres ningún producto que contenga semejante amenaza como "La seguridad de este producto no ha sido determinada".

Algunos estudios recientes han registrado un incremento en la incidencia de cáncer entre los estilistas y diseñadores de imagen, entre ellos, pulmón, vejiga, tiroides y leucemia.

Los Rayos X

Son carcinógenos. Y aunque escucharás quien diga lo contrario, sin embargo además de que Marie Curie, quién los descubrió junto con su esposo murió a causa de ellos, hay muchas pruebas de que esto es cierto y cada persona es diferente, lo que a uno no le afecta a otro quizás sí. Entre más rayos X te tomes, mayor la dosis de radiación acumulada en tu cuerpo y, por lo tanto, mayor el riesgo de padecer cáncer. Evítalos como a la fiebre bubónica. Se habla mucho de que las mamografías rutinarias para detectar el cáncer pueden de hecho incrementar tus riesgos de padecer cáncer de pecho, en especial si eres una mujer que atraviesa por la menopausia. Que tu doctor y tu dentista te deletreen los beneficios de tomártela. Si te puedes evitar la radiografía, ¡evítala! Recuerda: Tu Salud Está en Tus Manos.

El Sexo

Sí, algunos cánceres como el cervical y el de próstata están relacionados con el sexo. Y no me refiero a masculino o femenino, sino a la cantidad de parejas. Se sabe ya que la promiscuidad eleva las posibilidades de padecer cáncer; también, entre más joven se empiece la vida sexual, mayor el riesgo; muchos embarazos o la ausencia completa de éstos elevan el riesgo, y algunos virus como el herpes genital y el papiloma humano elevan el riesgo, para los cuales sólo hace falta UN compañero o compañera para infectarte. El coito durante la menstruación y justo después de que ésta termina, eleva los riesgos de cáncer cervical. Prueba de ello es que el cáncer cervical es extremadamente raro entre las mujeres judías, quienes repudian esta práctica. Este hecho también se ha atribuido al hecho de que las parejas de las mujeres judías están circuncidados y por lo tanto son más higiénicos. Estos riesgos sexuales se ven agravados por la pobreza, la mala nutrición y la falta de higiene.

El Sol

La luz ultravioleta de este astro, y de las lámparas que imitan, quizá te dé un color muy lindo para lucirte, pero también te puede causar cáncer. Usa un bloqueador siempre que te expongas al sol, aunque tu tez sea hermosamente morena. El envejecimiento prematuro de la piel se debe en gran parte a la exposición al sol sin protección.

Donde vives

Si puedes evitarlo, no te instales a vivir cerca de una planta industrial, refinería, planta de asbestos o mina y sus desechos. También evita vivir, si puedes, cerca de carreteras muy transitadas o en centros de ciudades contaminadas. Evita caminar por túneles transitados. Si es el caso que vives en una ciudad contaminada, como hoy en día las abundan, necesitas tomar un buen arsenal de antioxidantes y vitaminas para protegerte de los efectos dañinos de la contaminación, tal y como lo mencioné en el capítulo 5.

Las incidencias de cáncer son mayores en los países industrializados: ese dato nos lo dice todo. Entre más cerca de la naturaleza puedas vivir, mejor.

Tu casa

Evita el contacto con los asbestos, los insecticidas y los pesticidas lo más que se pueda, piensa que es mejor vivir con insectos que con cáncer. Evita los aerosoles, inhalar el cloro cuando limpias y de hecho evita limpiar

con agentes limpiadores y solventes; me atrevo a decir que cerca del 99% de los productos de limpieza que encuentras en los supermercados no son amigables con el medio ambiente y lejos de ser inofensivos tienen posibles implicaciones serias de salud, no sólo el cáncer. Por favor tan sólo lee las etiquetas y reflexiona sobre todas las advertencias que tienen que darte para el uso de estos productos. Si tienen la famosa calavera de "peligro" quiere decir que son letales. Por qué habrías de querer usar productos de este tipo, cuando una casa se puede mantener perfectamente limpia con sólo vinagre y agua, limón y bicarbonato de sodio. Sale más barato que gastar ese dineral en limpiadores, no contaminas tu cuerpo ni tu casa ¡y ayudas al medio ambiente!

Enseguida incluyo información sobre cómo usar estos agentes limpiadores naturales. No uses ningún producto que contenga tetra cloruro de carbono, tricloroetileno, percloroetileno o benceno, los cuales son todos carcinógenos. En especial ten cuidado con los productos que contienen benceno, como la pintura y el barniz removedor, adhesivos y cementos.

Agentes limpiadores naturales y ecológicos

Vinagre. El vinagre es un limpiador natural para todas las aplicaciones. Para sacarle provecho debes mezclar un parte de agua con una parte igual de vinagre, de esta manera lo puedes usaren una cubeta para trapear o en un botecito con rociador. Con esta solución puedes limpiar la mayoría de áreas en tu casa. El vinagre es un excelente producto natural para la limpieza así como

un desinfectante y desodorante; pero recuerda siempre hacer pruebas de limpieza primero en áreas ocultas, no vaya a ser el diablo... Esta mezcla además de ser muy económica, es segura en la mayoría de las superficies, aunque nunca está de más tener ciertas precauciones. Por ejemplo, si no diluyes el vinagre adecuadamente, la mezcla es muy ácida y puede dañar la cerámica de los pisos. Nunca utilices el vinagre sobre superficies de mármol u otras superficies naturales. Ah, y no te preocupes por el fuerte aroma del vinagre en tu casa después de utilizarlo, éste desaparece una vez que el vinagre se ha secado. Por eso a mí me gusta agregarle unas gotitas de aceite esencial de lavanda o de naranja y así huele muy agradable.

Limón. El jugo de limón es otra sustancia natural que se puede emplear para la limpieza del hogar. Éste puede utilizarse para disolver las capas formadas por jabón y aguas duras así como para limpiar y abrillantar metales. El jugo de limón también lo puedes usar para mezclarlo con vinagre o bicarbonato de sodio y con ellos formar una pasta; si cortas el limón por la mitad y espolvoreas bicarbonato en la sección cortada del limón, lo puedes utilizar para tallar platos, superficies y manchas. Para tus muebles, mezcla una taza de aceite de oliva con media taza de jugo de limón y tendrás un pulidor de muebles, para los de madera dura.

Bicarbonato de sodio. Puede utilizarse para tallar superficies del mismo modo que los limpiadores abrasivos comerciales. Pero éste es además excelente como desodorante: si lo colocas en un recipiente en tu refrigerador y congelador, absorbe los olores. Colócalo donde quiera que necesites un desodorante ambiental. El bicarbonato además es una sustancia natural que mantiene el balance del pH. El bicarbonato neutraliza los ácidos, por eso no sólo cubre los olores sino que los elimina. También sirve como un suave limpiador abrasivo que resulta ideal para remover costras y manchas de los lavabos, mesas e incluso tu vajilla fina. Para tu nariz, el bicarbonato puede ser su mejor amigo, ya que neutraliza los malos olores (como los basureros) y los olores ácidos (como el olor de los pepinillos o chiles en vinagre que se te cayeron en la cocina). Vierte un poco de bicarbonato de sodio en la alfombra o tapete antes de aspirar para eliminar el olor de comida o de las mascotas. Después de vaciar la basura, pon un poco de bicarbonato al fondo del bote; esto neutralizará los olores de la comida que vayas tirando, aunque lo mejor que puedes hacer con los desperdicios de la comida es composta, si tienes el espacio. Cuando laves el bote de basura, utiliza agua caliente y bicarbonato y se limpiará de maravilla. En tu coche, si hay olor a humedad, vierte sobre la alfombra o tapicería un poco de bicarbonato.

El bicarbonato hace que la mugre y la grasa se disuelvan en agua, por eso es muy efectivo al limpiar las repisas de la cocina, refrigeradores y la superficie de la estufa. Usa un poco en una esponja o trapito junto con el jabón o polvo del fregadero para una mejor limpieza. Usa bicarbonato disuelto en agua para limpiar y refrescar el interior del refrigerador. Úsalo para las manchas de café en las tazas, usa una esponja jabonosa y enjuaga. El bicarbonato es seguro y efectivo hecho pasta (con poca de agua) para remover manchas de jugos en las alfombras, haz movimientos circulares y enjuaga con agua. También como pasta, es genial para remover suciedad para la parte interior de la puerta de la lavavajillas, estufa y refrigerador.

Para más información pueden hacer como yo y surfear la internet. Esta información la extraje de *nosotros2.com*

Tu ocupación

Los riesgos más fuertes los corren las personas que trabajan con petroquímicos, asbestos, acero, en fundidoras y en la minería; los artistas que trabajen con materiales químicos y los estilistas que no ventilen bien sus salones y descuiden el uso de guantes. Si lo hueles, es porque lo estás inhalando, y si lo estás inhalando, lo estás absorbiendo en tus pulmones. La lista de los químicos que amenazan tu salud en el área de trabajo es interminable, por favor usa tu sentido común y mejor cae un poco en la paranoia, más vale prevenir.

Un último comentario...

Si ya padeces cáncer, hay muchas cosas que puedes hacer para ganarle la guerra, que quizás tu médico desconozca. Los médicos son eso: médicos, no superhéroes. Una de ellas es tu dieta. Está comprobado que ciertas dietas disminuyen los tumores de determinados cánceres. Con mayor razón debes seguir los principios descritos en el capítulo 1 y los que al principio de este capítulo menciono. Lee al respecto pero teniendo cuidado de no permitir que esto sea lo único en lo que piensas. Es tu responsabilidad informarte lo más posible sobre la enfermedad y no atenerte nada más a lo que tu médico diga. Recuerda que siempre dos cabezas piensan mejor que una. Entre más información tengas en tus manos sobre la enfermedad, mayores son tus probabilidades de vencerla.

Existe una clínica en Tijuana (Bio Medical Center, Clinica Hoxsey) que trata el cáncer con técnicas alternativas a las que normalmente se conocen. Y cuando menciono "alternativas" no me refiero a que debas abandonar una por la otra, me refiero a "otras opciones además de". Son terapias que se pueden usar en conjunto con la terapia tradicional o alopatía. Esta clínica en Tijuana tiene un récord muy alto de éxito. Te paso el dato y tu haz el trabajo de investigación. Lee el libro publicado por Kenny Ausubel o ve la película que se hizo en referencia a esta historia, vale la pena. Búscalo en la sección de Referencias.

Por darte un ejemplo, fue a raíz de padecerlo que me enteré que el aceite de coco mata al virus del papiloma causante del cáncer cervical. Comprobadísimo.

Aunque es cierto que en este mundo existen los charlatanes, no permitas que nadie te desanime a probar un tratamiento alterno, muchas veces la gente dentro de su ignorancia desalienta sin saber ni de lo que se trata, por eso es de vital importancia informarse de una enfermedad uno mismo para que uno pueda ser parte de la solución y no sólo del problema. Tú haz tu labor de investigación y saca tú tus propias conclusiones.

Aquí me gustaría mencionar a Sang Whang que cuenta en su libro *Revierte el envejecimiento* ("Reverse Aging") que en una ocasión en un aeropuerto vio que una mujer se estacionaba en zona prohibida y se acercó a ella y le dijo: "Señora, se está usted estacionando en zona prohibida". A lo que la mujer rápidamente le replicó: "¿Trabaja usted en este aeropuerto?" Y él le contestó: "¿Y eso qué diferencia hace?" La mujer reflexionó un par de segundos y movió su auto de la zona peatonal.

De aquí cuenta que cuando la gente le pregunta si él es médico, les contesta lo mismo: "¿Y qué diferencia hace?" Whang señala: "La gente inteligente se forma una opinión y toma una decisión al evaluar la información que se les proporciona. Es la gente que no es inteligente la que me pregunta si soy doctor en medicina o no, porque ellos no pueden tomar una decisión por sí mismos, basada en hechos simples. Pero aceptarían la palabra de un doctor aun y cuando este médico no sepa absolutamente nada del tema".

Sé parte del primer grupo de personas: sé inteligente y toma por ti mismo tus propias decisiones, no dejes que los demás decidan por ti.

Te deseo toda la salud, te deseo una vida larga y plena.

Para obtener cualquier información sobre los alimentos y productos descritos escríbenos a :
bienestar@elfarodealonso.com
o visita nuestro sitio www.elfarodealonso.com

CAPÍTULO 7

Mantenerte delgado: en forma aunque sea redonda

> Somos lo que hacemos repetidamente.
> La excelencia es entonces,
> no un acto, sino un hábito.
> Aristóteles

¡Nos ganamos la medalla de Oro! Hace un par de años mientras navegaba por la internet, me encontré con una nota publicada en MSN que decía así:

Están sanos sólo siete por ciento de los mexicanos: INSP México, 18 Sep (Notimex).- El Instituto Nacional de Salud Pública (INSP) reveló que sólo 7.4 por ciento de 104 millones de mexicanos están completamente sanos, mientras que el resto presenta riesgos por obesidad para ser candidatos de enfermedades como diabetes e hipertensión. Al ofrecer una conferencia sobre los principales riesgos de la aterosclerosis, el investigador del INSP, Simón Barquera, señaló que es dramático que México sea el país conlleva que la principal causa de muerte sea la diabetes y enfermedades cardiovasculares.

Y continuaba hablando de las enfermedades del corazón y el tabaquismo en México. Para mí lo más impresionante fue enterarme de que ya somos los ganadores de la medalla de oro en esta competencia de la gordura, cuando hace tan sólo unos años llevábamos la de plata, tras nuestros vecinos del norte, que, como seguido suelen hacerlo, se llevaban la de oro. Ahora resulta que ya les ganamos, que ya son más los mexicanos en nuestro país y en Estados Unidos que se diagnostican como obesos cada día. En Estados Unidos de acuerdo con el Dr. Mark Hyman, la "DIABESIDAD", es la única gran epidemia global de nuestros tiempos, son personas con obesidad y diabetes propensas a enfermedades del corazón, demencia, cáncer y muerte prematura causada 100% por estilos de vida poco saludables, lo cual quiere decir también que es casi 100% curable.

Es sencillo encontrar la razón de ésta desgracia: nos hemos empeñado en imitar a los campeones en cuanto a comer chatarra se trata. Y parece ser que lo hemos hecho tan bien que ya el alumno superó al maestro. Y para colmo de males, muchas madres y padres creen que el que su hijo esté "dadito" es sinónimo de salud.

Irónicamente, es un hecho que las personas gordas están mal nutridas; el niño "dadito" o gordo es un niño mal nutrido y con padecimientos serios y poco comunes para su corta edad. Así es, la gordura es un síntoma de malnutrición entre otras cosas. El problema más grave en esta cuestión de la obesidad casi como epidemia, radica en que la industria alimenticia nos ha condicionado gradualmente a comer todo endulzado. El azúcar y sus parientes enmascarados, como el jarabe de maíz de alta fructosa que ahora lo usan en casi todo y es una terrible amenaza para tu salud, están escondidos en casi todos los alimentos procesados. Estos alimentos — aparte de estar escasos de nutrientes, en cuyo procesamiento los roban de la comida— están llenos de azúcar para incrementar su aceptación en el mercado. Y es esta cantidad excesiva de azúcar, precisamente, la que nos mantiene en un eterno pleito casero con nuestras básculas.

En Estados Unidos, el consumo de azúcar por persona es de aproximadamente 25% de las calorías diarias. La Organización Mundial de la Salud recomienda que no sea más de 10% de las calorías diarias las que provengan del azúcar, pero ésta hace muy poco por animarnos a comer menos azúcar, pues el azúcar vende. Con el ritmo acelerado de hoy en día son más las personas que dependen de los alimentos procesados provenientes de compañías interesadas en vender y no en nuestra salud. Estas personas pasan menos tiempo cocinando alimentos sanos y enteros libres de esa arena blanco. Para enterarse de qué alimentos contienen azúcar y qué alimentos no, es importante leer los ingredientes de cualquier producto procesado que compres. Los ingredientes se listan en orden de abundancia, así que entre más cerca de la palabra ingredientes estén, mas abundan. Si dice "INGREDIENTES: agua, azúcar", etc. lo que más contiene es agua lo cual no es un problema, pero después lo que más contiene es azúcar. Cuidado.

¿Y cómo combatir éste nuevo mal que nos afecta? Primero que nada, y muy importante, tenemos que regresar a nuestras raíces, a nuestros tacos de frijoles con chile. Una tortilla de maíz llena de frijoles y bañada en una deliciosa salsa mexicana hecha de jitomates o tomates verdes y mucho ajo, cebolla y chiles llenos de vitaminas, es extremadamente nutritiva y engorda muy poco en comparación con una hamburguesa comercial, hecha de carne de desperdicio, pan blanco desprovisto de nutrientes y con salsa "cátsup" como "ración" de vegetales.

El secreto de una figura delgada es muy sencillo: comer bien. No en exceso. Bien. Una persona que come bien (repito bien no es sinónimo de exceso) es una persona que está delgada. Si la báscula marca más de lo que quisieras, quiere decir que tus hábitos alimenticios no son buenos o digamos óptimos. Quiere decir que no estás comiendo bien y muy probablemente te estés excediendo, aunque no siempre es éste el caso. Lo que sí es siempre el caso es que no estás comiendo BIEN, pues son muy pocas las personas con desórdenes hormonales tan serios como para ser obesos aún comiendo adecuadamente.

Para ahora ya te estarás preguntando, bueno ¿y qué es comer bien o adecuadamente? Estos son algunos de los secretos de las personas que se mantienen delgadas y bien nutridas y por ende, sanas:

Para empezar, comer bien comienza en la boca pues la digestión también comienza en la boca, y en la relación que tengas con la comida. Comer bien es sentarse a la mesa y tomarse un minuto para apreciar lo que vas a comer, para que tu cerebro tenga oportunidad de mandarle la señal al estómago de qué es lo que vas a ingerir y el estómago comience a prepararse para recibir el alimento, y así proceder a masticar despacio y meticulosamente cada bocado, veinte veces. Si por el contrario, eres de esas personas que todavía ni se sientan y ya están atragantándose, masticando cada bocado apenas y en menos de lo que canta un gallo ya limpiaron el plato... no estás comiendo bien. Esto no es comer bien porque, repito, la digestión comienza en la boca, al mezclar la saliva con la comida y al pasarla bien masticada. Ignorar este hecho causa problemas digestivos relacionados con el sobrepeso y la desnutrición. Es mejor esperar a que pase una crisis o evento que te haya causado estrés antes de pedirle al sistema digestivo que lidie con todas las hormonas que se lanzaron a tus intestinos al mismo tiempo que intente digerir el alimento que consumiste para nutrirte.

Entonces, si quieres estar delgado y bien nutrido, comienza a ver la hora de la comida como una meditación, un espacio sagrado en donde te vas a tomar el tiempo de alimentar tu templo, no meramente matar el hambre. Para seguir, comer bien es elegir alimentos que te nutran y comerlos todo el día. Y con esto me refiero a que no te saltes ni el desayuno, ni la comida, ni la cena, pero sobre todo el desayuno es muy importante. Y aparte de estos tres le vas a agregar uno o dos más, compuestos preferiblemente de fruta, nueces y semillas, uno entre el desayuno y la comida, y otro entre la comida y la cena, a que sean cuatro o cinco veces al día las que estés ingiriendo alimento conscientemente.

Existen varias razones para hacerlo así, pero la más importante es mantener estables los niveles del azúcar en la sangre, y para esto es necesario ingerir cuatro o cinco alimentos al día. Mantener estable el azúcar de tu sangre (glucosa) es el factor más importante en el control del peso. Dejar de comer por más de cinco o seis horas, baja los niveles de azúcar en tu sangre considerablemente, te vuelve un lobo hambriento y acto seguido rompes tu promesa de año nuevo y te comes tú solo todo un pastel. Por eso es mejor poquito varias veces al día, tu páncreas te lo va a agradecer. Cuando una persona come sano y nutritivo se mantiene delgada, pues son los anti-nutrientes, que mencionaba arriba, los que engordan.

Este es el factor más importante para mantenerse delgado: mantener estable el azúcar en la sangre. Cuando el azúcar en la sangre se dispara, el cuerpo en sus esfuerzos por controlar este hecho que amenaza nuestras vidas, la convierte en grasas fáciles de almacenar y entonces es así como acaba muy acomodada en "las pistolas", "el callo de la andadera", "las llantas" y la doble o triple papada. La insulina es una hormona que regula el azúcar en la sangre, como seguro ya sabes. Además, otra de las funciones de la insulina es la de almacenar grasas en el cuerpo, pero contrariamente a como mucha gente cree el cuerpo no almacena las grasas que nos comemos: para el cuerpo es más fácil almacenar el azúcar y los carbohidratos sencillos, como el pan, los pasteles, los bolillos, las pastas, las papas y los cereales, pues éstos proveen más energía en forma de glucosa, que para el cuerpo es más útil. El azúcar y muchos otros carbohidratos se absorben rápidamente en el cuerpo elevando peligrosamente los niveles de glucosa en la sangre, lo cual provoca que se suelte una marea de insulina que en sus esfuerzos por salvarnos la vida se pone a almacenar y almacenar y almacenar. Muy diligente ella. Muy gordos nosotros.

El Índice Glicémico: un aliado en el control del peso

Este análisis se ha popularizado entre médicos y nutriólogos. Por lo tanto escucharás a muchos de ellos hablar del famoso "Índice Glicémico" (IG), que no es más que una forma de medir qué tan rápido nos eleva el azúcar en la sangre determinado alimento. Así, entre más alto el IG, más rápido eleva el azúcar y más nos engorda. El secreto para mantenerse delgado está entonces en comer más alimentos con un IG bajo y mantenerse alejado lo más posible de los alimentos con un IG alto. Pero no le tienes que decir adiós para siempre a los alimentos con un IG alto, pues una vez que conoces quién es quién puedes comer un alimento con un IG alto acompañado de varios alimentos con un IG bajo y reducir así notablemente sus efectos negativos en tu cuerpo.

Esta manera de alimentarse la popularizó el Dr. Barry Sears con su libro *La Zona* a principios de los años noventa. También está relacionada con nutriólogos prominentes como Ann Louise Gittleman, de cuyo libro *Guía del fenómeno 40/30/30* ("Guide to the 40/30/30 phenomenon") extraje esta lista del índice glicémico de algunos alimentos para que la utilices como guía. Recuerda evitar los altos lo más que puedas.

Alimentos con un IG mayor al 100%
Dátiles
Azúcares, glucosa y maltosa
Postres congelados
Los dulces

Alimentos con un IG del 90 al 99%
Pan blanco, los adorados bolillos y las baguettes
Casi todos los panes

Alimentos con un IG del 80 al 89%
Corn Flakes
Casi todos los cereales de caja
Pretzels
Papas de cáscara roja peladas (sin pelar baja el índice por la fibra)
Arroz blanco instantáneo
Papas con cáscara

Alimentos con un IG del 70 al 79%
Bran Flakes
Pan de centeno
Cheerios
Totopos
Gatorade (bebida)
Galletas Graham
Calabaza
Raisin Bran
Arroz blanco

Sandía

Alimentos con un IG del 60 al 69%
Betabeles
Pan de trigo integral
Melones
Masa de maíz (tortillas)
Nieve o helados
Piña fresca
Trigo inflado
Pasas

Alimentos con un IG del 50 al 59%
Elote
Duraznos en lata
Palomitas de maíz
Arroz integral
Semolina
Special K
Camotes

Alimentos con un IG del 40 al 49%
Jugo de manzana sin endulzar
Frijoles
Chícharos
Jugo de toronja natural
Uvas verdes
Avena
Naranjas
Jugo de naranja natural
Pasta

Duraznos frescos
Jugo de piña natural

Alimentos con un IG del 30 al 39%
Manzanas frescas
Chabacanos
Frijoles negros
Lentejas
Peras frescas
Ciruelas
Espagueti de trigo integral
Yogurt de sabor

Alimentos con un IG del 20 al 29%
Manzanas secas
Cerezas
Fructosa
Toronjas frescas
Lentejas rojas

Alimentos con un IG del 10 al 19%
Néctar de agave
Cacahuates
Frijoles de soya
Yogurt natural sin endulzar

Para mantenerte delgado y nutrido sigue estos 5 puntos

♦ La mayoría de las verduras (no incluidas en la lista) tienen un IG menor del 20%, por eso y porque son tan nutritivas es importante convertirlas en la base de tu dieta.

♦ Evita consumir demasiada cafeína: el café, así como los tés negro y verde, y las sodas. La cafeína engorda en tanto que abruma al hígado con toxinas no permitiéndole procesar las grasas almacenadas cuando es demasiada. El Aspartame tiene un IG alto y también intoxica al hígado, por eso las sodas de dieta no ayudan a adelgazar. Limita el consumo del alcohol pues éste se convierte rápidamente en azúcar en la digestión.

♦ Come con regularidad y nunca evites una comida, come cada 4 o 5 horas mientras estés despierto. Tómatelo con calma, la idea es que vuelvas esto un estilo de vida, no una dieta de dos meses para luego volver a los viejos hábitos.

♦ Las proteínas enteras (carnes, pescado, pollo, mariscos) tienen un IG de 0%, así como las grasas, de las cuales recomiendo el aceite de coco, el de oliva, el de linaza y el de ajonjolí. Incluye proteína y aceites en cada comida, pues éstos bajan el IG de los alimentos que lo tienen alto.

♦ Y no te olvides de hacer ejercicio mínimo tres veces por semana y no más de cinco, por dos razones: una es que el descanso también adelgaza al relajarte, y la segunda es que se ha comprobado que ejercitarse en exceso estresa el organismo y el estrés es uno de los gatillos que dispara la gordura.

El Santo Grial de la nutrición: la dieta perfecta

La dieta perfecta no existe. Deja de buscarla. De una vez por todas, saca de tu linda cabecita la idea de que por ahí hay una dieta que es la solución a todos tus problemas de sobrepeso. Una dieta que vas a poder seguir por escasas dos semanas, te va a adelgazar como un globo desinflado y que aún volviendo a tus viejos hábitos te mantendrá delgado el resto de tu vida. Olvídalo. La verdad es que la única solución al sobrepeso, son los cambios PERMANENTES en tus hábitos alimenticios, un completo cambio de estilo de vida. Ya no vayas y gastes tu dinero con algún nutriólogo por ahí que esté de moda; si no piensas atenerte a su régimen alimenticio por el resto de tu vida, ni te molestes. Ya no te engañes. Lo que te tiene gordo, no son las hamburguesas que te cenaste anoche, lo que te tiene gordo es todo lo que has estado comiendo los últimos años de tu vida. Punto. Son los hábitos que te has formado desde que eras un niño. Una vez que comprendas esto, puedes adelgazar permanentemente, antes no. Tienes que cambiar tus modos, y si no estás dispuesto a cambiar, no sigas llorando porque la báscula no quiere ser tu amiga.

Existen muchos regímenes en circulación pública y existen muchos nutriólogos muy buenos. Visita alguno y apégate a lo que te diga, pues los regímenes de alimentación y el ejercicio siempre funcionan, los que no funcionamos somos nosotros. No dejo de reconocer que existen sus excepciones, hay algunas personas, las más pocas, que están pasadas de peso aún siguiendo un buen régimen de alimentación y de ejercicio debido a problemas de salud, pero esto es un porcentaje muy bajo de la población.

Estos son algunos puntos a considerar: para mantenerse delgado hay que comer sólo lo necesario, y no sólo para mantenerse delgado, sino para mantenerse sano y vivir una vida larga y plena también. Existen muchos estudios y pruebas de laboratorio que comprueban que las personas que comen menos viven más. Este hecho lo han comprobado primero con animales y luego también con seres humanos.

Comer poco, varias veces al día, unas cuatro o cinco, dependiendo de tus hábitos de vida, a qué hora te acuestas y demás, es la clave. Bien dicen por ahí, "de limpios y tragones están llenos los panteones". Es cierto, cuando se está enfermo ni bañarse ni comer. Pero en la vida diaria también es sano exponerse a la mugre un poco y fortalecer el sistema inmunológico y definitivamente comer frugalmente alarga la vida y la calidad de ésta. Aparte de comer poco y seguido, hay que elegir alimentos que mantengan estables los niveles de azúcar en la sangre, como ya lo mencionaba antes, y que éstos sean alimentos nutrientes, no anti-nutrientes, comida nutritiva.

Tan sólo estos dos cambios en tus hábitos junto con comer despacio, te ayudarán a adelgazar y mantener tu peso estable quemando la grasa que tu cuerpo no necesita. Los complementos alimenticios naturales también pueden ayudarte a mantener estables los niveles de azúcar en la sangre, algunos de ellos son los ácidos grasos esenciales Omega 3 que se encuentran en el aceite de pescado y en el de linaza, cromo, zinc, vanadio, ácido alfa-lipóico, fenugriego, albaca, cardo de leche, jengibre y ajo. También las vitaminas B3, B6 y la vitamina C. La fibra también ayuda a estabilizar el azúcar en la sangre al impedir que ésta sea absorbida rápidamente durante la digestión. Esto quiere decir que un alimento alto en fibra es automáticamente de un IG bajo.

EL CAFÉ, SER O NO SER.

Un alimento que ha sido juzgado duramente y que ha probado muchos beneficios de salud aparte de ayudarte a adelgazar, es el café. El café cuando se bebe *con medida*, puede brindarte muchos beneficios de salud.

En estudios hechos en el 2010 en Japón, el café demostró tener un fuerte efecto para combatir la diabetes. Poco después se publicó en el 2012 en el American Journal of Clinical Nutrition un estudio alemán que confirmó este estudio japonés. El café lo que hace es facilitar la absorción de la glucosa en las células bajando así la glucosa en la sangre.

El café resultó también efectivo para protegerte de padecer Parkinson algún día. De hecho es tan efectivo para esto que algunas compañías farmacéuticas están considerando hacer drogas que imitan el efecto del café en tu cerebro ¿Y el alemán? ¡Ah si! ¡Contra el alemán también! Un estudio en el 2011 reveló que un ingrediente misterioso en el café interactúa con la cafeína en el mismo y te protege del Alzheimer.

Contra el cáncer de próstata demostró en un estudio con más de 50,000 hombres en el 2011 demostró disminuir el riesgo de padecerlo entre un 30% y un 60%.

Contra el cáncer de hígado un estudio japonés demostró que el café diario disminuye el riesgo de padecerlo en un 50%. Así mismo contra el cáncer de riñón y colorectal.

En otros estudios el café ha demostrado también ayudarte con el riesgo de padecer problemas de ritmo cardíaco y en el 2010 comprobó ayudar en la función pulmonar a los no fumadores.

Un estudio en el 2011 demostró que las mujeres que beben una taza diario reducen su riesgo de padecer una embolia en un 25%. Y por si esto no fuera poco, un estudio en el 2009 demostró que el café estimula la actividad y la cantidad de bifidobacteria en tu intestino la cual es muy benéfica para este.

Así que a disfrutar ese cafecito...

También el ácido hidroclorhídrico, el ácido que produce tu estómago, y que también puedes tomar en cápsulas, ayuda a adelgazar, pues disminuye la habilidad del cuerpo para convertir energía sobrante en grasas almacenadas. Este complemento quizás lo puedas conseguir a través de tiendas naturistas, te lo debes tomar junto con los alimentos. Las personas con úlceras o gastritis no deben complementarse con ácido hidroclorhídrico. Consúltalo con tu doctor.

Un punto a considerar respecto a las personas que siguen todos estos buenos hábitos y aún así están pasadas de peso es que algunos alimentos causan reacciones alérgicas y esta alergia se manifiesta en una retención de agua que contribuye de muchas maneras a la obesidad. Si tú sospechas que eres una de estas personas, los malhechores más comunes son los lácteos y el trigo. Deja de comer lácteos (leche, crema, queso, yogurt) y trigo (pan, tortillas de harina de trigo, hot cakes y demás) durante dos semanas y observa qué sucede. Si eres alérgico, después de 10 días te vas a sentir de maravilla, como nunca antes y vas a bajar de peso sorpresivamente. Si éste es el resultado, ya no los ingieras durante un par de meses y vuelve a probar ingerirlos de uno por uno observando cuidadosamente cómo reacciona tu cuerpo. Si de repente vuelves a subir de peso casi de un día para otro, elimina el malhechor y vuelve a probar no comerlo en unos meses.

Otro punto a considerar es la tiroides. Si tú sospechas que tienes hipotiroidismo, que se caracteriza por fatiga, falta de energía e hinchazón en la zona de la garganta, entre otras cosas, acude a tu médico. Recuerda que Tu Salud Está en Tus Manos.

Además de seguir una dieta sana y nutritiva, elige alimentos con un alto contenido de agua como la fruta fresca y los vegetales, así como los carbohidratos que se digieren lentamente y no elevan rápidamente los niveles de azúcar en la sangre. Una vez más, evita todas las fuentes de alimentos que liberan azúcar rápidamente en la sangre, estos alimentos incluyen a los jugos de frutas. Mucha gente cree que tomar jugos es muy sano y ésta es una verdad a medias. Si bien es cierto que los jugos de frutas son muy nutritivos, tremendas bombas de nutrición de hecho, también es cierto que tienen el potencial de engordar mucho y ser una amenaza para el páncreas al elevar los niveles de azúcar muy rápido en tu sangre, pues una fruta una vez que le quitas la fibra que es lo que haces al hacerla jugo, lo que queda en el líquido es una concentración muy alta de fructosa, el azúcar de las frutas, la cual sin estar acompañada de la fibra, se absorbe demasiado rápido en el organismo.

Mi consejo es que si quieres adelgazar, dejes de tomar jugos de frutas diario, o bien, si los ingieres, dilúyelos en agua. En mi opinión, el único líquido que deberíamos beber diariamente es el agua sola, eso hacen los animales y mira qué sanos y delgados están. Limita las bebidas que no sean agua sola para de vez en cuando si lo que quieres es bajar de peso. Hidratarte correctamente te ayuda a mantenerte delgado, eso que ni qué.

Y ya que estamos hablando de bebidas y para terminar con este tema, habrás de saber que los refrescos de dieta ni te ayudan a adelgazar ni te mantienen delgado. El aspartame y sobre todo la sacarina están asociados con muchos desórdenes de salud, entre ellos el cáncer, y además tienen un IG alto, lo cual quiere decir que elevan el azúcar en la sangre. La famosa Splenda también ha salido con sus problemas de salud. La mejor opción para endulzar sin elevar el azúcar en la sangre es el edulcorante producido por una planta sudamericana que se llama Stevia. Tiene un IG de o además de mucha fibra, lo cual ayuda a los movimientos intestinales. Son muchísimos los beneficios de Stevia.

Pronto la veras aparecer por ahí, se está comercializando ya mucho en el extranjero y no tarda en invadirnos esta buena moda. Otro endulzante muy bueno es el Xylitol, que también ya verás más y más en gomas de mascar y pastas de dientes; pronto y ojalá lo comercialicen para uso domestico también, estate pendiente.

Otra cosa que puedes hacer para mantenerte delgado es experimentar con ayunos semanales. Estos se hacen escogiendo un día a la semana y consumir en todo el día sólo fruta y agua, mucha agua, y una sola fruta de preferencia, como manzanas y agua todo el día. Esto lo que hace es darle un merecido descanso a tu agotado hígado y darle oportunidad de que concluya tareas retrasadas como las de procesar grasas no deseadas. Esto funciona tras varias semanas de hacerlo, no a la primera.

Y por último recuerda ejercitarte. Camina, camina, camina. Es el mejor ejercicio para adelgazar, pues no te estresa y estimula el metabolismo. Camina rápido, que tu corazón se ejercite también. Procura ejercitarte en una zona con una buena calidad de aire, eso implica que si vives en una gran ciudad, te salgas a la periferia o lo hagas en algún parque con muchos árboles que te proporcionen oxígeno.

Redonda pero en forma: el ejercicio

¿Sabías que mantenerse en forma es más importante que mantenerse delgado? Después de todo ¡redondo es también una forma! Estar en forma no se refiere necesariamente a estar delgado, aunque sea lo ideal. Estar en forma significa ejercitarse para tener bajo control la resistencia a la insulina y por ende la inflamación silenciosa, la cual es inflamación crónica que se mantiene por debajo del umbral del dolor y que es peligrosa pues establece el escenario para que las enfermedades crónicas se desarrollen.

Si tu cuerpo se mantiene en una zona apropiada de insulina, puedes estar rechonchito y saludable. Por otro lado, si tu cuerpo tiene que bombear cantidades de insulina cada vez mayores debido a una resistencia a la insulina en tus células, lo cual es más común de lo que crees, entonces tu exceso de peso está generando inflamación silenciosa situándote como candidato a desarrollar diabetes y enfermedades del corazón.

Éstas son las conclusiones del Dr. Barry Sears y muchos especialistas más que se dedican a estudiar el fenómeno de la obesidad y la resistencia a la insulina. Se ha visto en estudios que algunas personas pueden estar pasaditas de peso y sin embargo tener niveles de colesterol envidiables que como consecuencia los ponen en bajo riesgo de padecer enfermedades del corazón. Esto es debido a que mantienen estables sus niveles de insulina. Entonces puede ser que los kilitos de más de una persona sean sólo un problema estético y no médico. Claro, esto dicho tomando en cuenta los diferentes puntos de vista, pues hay quienes encuentran muy sexys "las lonjas", los glúteos y "los cuadriles" exuberantes.

Estudios hechos por el Dr. Stephen Blair en la Clínica Cooper en Dallas confirman esta paradoja: los individuos que se mantienen en forma, redonda, pero en forma al fin y al cabo, tienen menos probabilidades de padecer enfermedades del corazón que los que están delgados y no se ejercitan. Por supuesto que los delgados que se mantienen en forma tienen probabilidades aún menores de padecer enfermedades del corazón.

¿Cómo se puede estar gordito y saludable? Todo se reduce a la grasa visceral, la grasa en el abdomen. Disminuye la grasa visceral y disminuirás tus riesgos. Y para esto el ejercicio es la clave. El ejercicio mueve la grasa visceral, desafortunadamente no mueve la grasa subcutánea tan fácilmente, que es la grasa que te hace ver... rechoncho. Esta grasa no amenaza tu salud tanto pero es muy visible, en las pistolas, los muslos y el trasero. Por supuesto que lo mejor es estar en forma y con un peso normal, mas no uses la báscula para medir si estás o no en forma y sano, son dos cosas diferentes. De hecho, al comenzar a ejercitarte es normal subir un poco de peso pues el músculo pesa más que la grasa, y si esto te sucede vas por buen camino. Así que desde un punto de vista de salud, mover ese lindo trasero que tienes y ponerte activo ayuda a reducir la inflamación silenciosa sin importar si pierdes un kilito o un centímetro, o no.

¿Qué hace el ejercicio por tu cuerpo?

Para que ames el ejercicio, vamos a resumir qué es lo que éste hace por tu cuerpo: cada vez que haces alguna actividad física, pones cierto grado de estrés en tu cuerpo, ésta no es la parte bonita. En las actividades aeróbicas, esto significa ejercitarte al punto en que comienzas a sudar. Normalmente esto implica que tu corazón palpite al 70% de su límite por un período razonable de tiempo. Una vez que esto ocurre, cosas buenas comienzan a suceder en tu cuerpo a nivel molecular; particularmente estás haciendo que tus células tomen glucosa de la sangre más fácilmente por lo cual disminuye la cantidad de insulina que el páncreas tiene que secretar. Si estás gordito o fuera de forma, no te va a tomar mucho tiempo comenzar a sudar, y éste es un buen momento para dejar de ejercitarse por hoy, con el tiempo tendrás que ejercitarte por periodos más largos para alcanzar este punto.

Hacer pesas o yoga también ayuda a reducir los niveles de insulina. Al desarrollar más músculo, le será más fácil a tu cuerpo extraer glucosa del torrente sanguíneo y por lo tanto tus niveles de insulina disminuirán. Lo mejor es combinar ejercicio aeróbico con ejercicio de pesas, o hacer yoga tipo Vinyasa que combina los dos y con tu propio peso haces trabajo de resistencia y aeróbico. Este tipo de Yoga es el mas recomendable de los ejercicios, busca clases de Vinyasa o PowerYoga. Verás unos resultados tremendos en muy poco tiempo.

Hay que considerar que levantar pesas desata cambios hormonales que el ejercicio aeróbico no promueve. Cuando ejercitas tus músculos hasta el punto en que estén exhaustos, ocurre un cierto nivel de trauma en ellos: se desata una respuesta pro-inflamatoria para tratar los "micro-rasgones" que sufrieron tus músculos. Si esta reacción no es muy severa, habrá una respuesta anti-inflamatoria correspondiente para reparar el daño al músculo e incrementar la fuerza en éste para la siguiente ronda de ejercicios.

Parte de la respuesta anti-inflamatoria es la secreción de la hormona del crecimiento de la glándula pituitaria para reconstruir el tejido dañado y hacerlo más fuerte. Ésta es la razón por la cual los atletas que hacen pesas están más ponchados que los atletas que corren aunque los dos tengan niveles bajos de insulina.

El ejercicio de pesas moderado y la yoga te dan apenas el suficiente (micro) trauma para permitir que te recuperes de tus entrenamientos reparando y reconstruyendo los músculos antes del próximo. Al envejecer, el tiempo que toma este proceso se alarga, por eso los atletas jóvenes pueden hacer dos entrenamientos intensos en un día mientras que los atletas maduros deben alternar estos entrenamientos un día sí y un día no.

El tiempo de recuperación depende de tu capacidad innata de desarrollar estas respuestas anti-inflamatorias, lo cual se puede exacerbar con la dieta. Por otro lado, no importa qué tan buena sea tu dieta, si te ejercitas excesivamente aumentas la inflamación al grado en que abrumas la habilidad de tu cuerpo para producir suficientes niveles de sustancias anti-inflamatorias necesarias para la recuperación. Esto lo notas al sentirte todavía adolorido del ejercicio de hace dos días.

Lo más importante es que escuches las señales de tu cuerpo: si todavía estás adolorido de tu último entrenamiento al momento en que quieres ejercitarte nuevamente, quizás te excediste y sea una mejor idea descansar por hoy y medirte en tu próxima sesión.

El ejercicio que quema grasa más rápido

Éste es el ejercicio que quema más rápidamente la grasa abdominal. Ya les comentaba también que a la insulina, hormona secretada por el páncreas, le gusta almacenar grasa y retenerla, así que para poder deshacerse de esas llantas no deseadas, hay que bajar los niveles de insulina. El ejercicio acelera el proceso de quemar grasa y todos los ejercicios queman la misma cantidad de calorías eventualmente pero no la misma cantidad de grasa.

Ya que tus músculos necesitan cantidades adecuadas de oxígeno para metabolizar la grasa y convertirla en energía (ATP) es mejor hacer un ejercicio moderado; cuando corres por ejemplo, imitar el trote de un elefante quema más grasa que creerte gacela. Mantener una dieta con un IG bajo e ingerir suficiente aceite de pescado, ya sea comiéndolo o tomándolo en cápsulas, incrementa tu capacidad de transferir oxígeno y de quemar grasa. Recuerda que lo que nos mantiene gordos no es la grasa que comemos, sino el azúcar y las harinas refinadas.

Así que ya sabes, si lo que quieres es quemar grasa, el ejercicio aeróbico de alta intensidad no es la manera más rápida. Caminar rápido moviendo los brazos con vigor es más efectivo, pues esto además ayuda a mover la linfa que es la que nos ayuda a desintoxicar nuestro cuerpo. Por otro lado, la caminata es mucho más amigable con tus articulaciones que correr. Levantar pesas usa primordialmente glucosa para convertirla en energía (ATP), por eso siempre quemarás menos grasa haciendo pesas que caminando aceleradamente. Sin embargo esto se compensa con el incremento en la masa muscular que levantar pesas promueve y que ayuda a remover glucosa de tu sangre durante el día manteniendo tus niveles de insulina bajos, lo cual tiene como resultado que se queme más grasa durante el día.

Date cuenta de que el 80% de tu capacidad para quemar grasa viene de tu dieta y el 20% restante del ejercicio. Si comes muchos alimentos con un IG alto, ese 20% se reduce aún más. Esto se debe a que el exceso de insulina producido por una dieta alta en azúcar y en harinas refinadas bloquea la liberación de grasa almacenada que potencialmente se puede utilizar como energía.

De este modo se explica por qué algunas personas se pasan el día en el gimnasio y no dan muestras de obtener muchos resultados. La dieta es clave para la salud y para quemar grasa.

Pero además de quemar grasa, éstas son otras razones por las que debes ejercitarte:

El beneficio más grande del ejercicio es mantener la masa muscular a través del levantamiento de pesas conforme envejeces, y durante el proceso mantener tu sistema inmunológico fuerte, ya que entre los 20 y los 40 años de edad pierdes alrededor del 40% de tu masa muscular y de ahí en adelante un 1% anual aproximadamente. La buena noticia es que tu cuerpo no pierde la habilidad de construir y desarrollar masa muscular.

Así que vas a perder masa muscular si no la cuidas y la mantienes, y si estás pensando que no quieres pasarte el resto de tu vida haciendo pesas, entonces considera que al perder tu masa muscular también te estarás enfermando más seguido ¿Por qué? Porque tu cuerpo almacena todas sus reservas de aminoácidos en tus músculos incluyendo glutamina, un componente crítico de células inmunes como los macrófagos y los neutrófilos. Durante un periodo de estrés, como durante una infección, tu cuerpo secreta cortisol en exceso para romper células musculares con el fin de proveer con suficientes cantidades de glutamina al sistema inmunológico; obviamente, si no tienes suficiente masa muscular, no tienes de donde sacar la glutamina y tu sistema inmunológico es el que la paga. Hacer ejercicio de resistencia como las pesas o la yoga a cualquier edad se convierte en una estrategia efectiva para mantener altas tus reservas de glutamina necesarias para combatir infecciones y para reducir la inflamación silenciosa. El resultado es mantenerte saludable lo más que se pueda. Recuerda que ciertos tipos de yoga dan el efecto de levantar pesas al trabajar con el peso de tu propio cuerpo.

Si el beneficio que no te esperabas del ejercicio de pesas es mantener fuerte tu sistema inmunológico, el del ejercicio aeróbico que tampoco te esperas es que mantiene sano tu cerebro. Ajá. El ejercicio aeróbico puede incrementar el buen funcionamiento cerebral al activar una hormona llamada factor neurotrófico derivado del cerebro (BDNF, en inglés), que repara y potencialmente estimula el desarrollo de nuevas células nerviosas en el cerebro.

Así como las células musculares necesitan aminoácidos para mantenerse sanas, las células nerviosas necesitan al famosísimo Omega 3 DHA, derivado del pescado. Este aceite trabaja de la mano junto con la hormona BDNF para mantener las neuronas y el poder cerebral a todo mecate. Por años se pensó que el cerebro no podía regenerar sus células nerviosas. Ahora se sabe que bajo las circunstancias adecuadas, esto es posible. El estímulo para el crecimiento de células nerviosas es la hormona BDNF y el ejercicio aeróbico estimula la secreción de esta hormona. Esta hormona es como un "maistro" albañil, que para levantar un muro necesita tabiques; los tabiques para construir nuevas células vienen de tener los niveles adecuados de DHA en la dieta.

Así que si quieres mantenerte "bien vivo" y que no te digan que "se te duerme" conforme envejeces, o que ya no te sube el agua al tinaco, haz ejercicio aeróbico casi diario y preocúpate de comer tu aceite de pescado. Ahora espero que ya estés convencido de la necesidad de ejercitarte para mantener tu salud más que para mantenerte delgado y de que el ejercicio es necesario toda tu vida. Debes tratarlo como una medicina que te debes tomar en la dosis correcta, a la hora correcta, y para eso más o menos así va la receta:

- ◆ Haz ejercicio aeróbico seis días de la semana.
- ◆ Haz pesas tres de esos seis días de la semana.
- ◆ Y en los tres días restantes haz estiramiento.
- ◆ Descansa el séptimo día.

El estiramiento mantiene tus músculos, ligamentos y tendones flexibles, y es algo así como un seguro contra la inflamación.

Patrones de comportamiento para mantener un peso ideal

- ❖ Enfócate en reducir las calorías que entran e incrementar las que salen (ejercicio).

- ❖ Come más por las mañanas y menos por las noches.
- ❖ Bebe cuando menos ocho vasos de agua pura cada día.
- ❖ Tómate dos de estos vasos 30 minutos antes de comer.
- ❖ Come despacio y mastica bien.
- ❖ Limita los alimentos refinados, las sodas y la comida química, o evítalos por completo.
- ❖ Come muchas frutas y verduras, como tentempiés también.
- ❖ Camina lo más que puedas, y ejercítate regularmente; diles adiós a los elevadores.
- ❖ Evita las grasas saturadas que no son saludables.
- ❖ Limita el alcohol y la cafeína, así como la sal.
- ❖ Minimiza los aderezos en las ensaladas, las sopa cremosas y las carnes.
- ❖ Haz una rotación de tus alimentos y evita los que te den alergia.
- ❖ Combina bien tus alimentos.
- ❖ Visita un nutriólogo que te ayude con un plan de alimentación hecho para ti.
- ❖ Usa platos más pequeños.
- ❖ Aliméntate primero de los alimentos bajos en IG y luego los altos.
- ❖ Evita los alimentos altos en IG o calorías lo más que puedas.
- ❖ Espera 10 ó 15 minutos antes de servirte la "segunda vuelta".

- En los restaurantes evita comer de más y mejor llévate "la del perro", llévate el exceso de comida a casa.
- Tómate cuando menos de 20 a 30 minutos para terminar un alimento, aun los tentempiés.
- Come en solo uno o dos lugares de tu casa, el comedor y la cocina, evita la TV, la sala y la recamara mientras comes.
- Siéntate y relájate antes de comer.
- Ve de compras al súper después de haber comido, no antes.
- En el súper, evita llevarte antojitos a casa; si no los tienes disponibles, no te los comes.
- En el súper también mantente en la periferia lo más que puedas.
- Come sólo cuando tengas hambre.
- Crea un plan de alimentación.
- Concéntrate en lo que comes, no en lo que evitas.
- Planea las comidas y los tentempiés con anterioridad.
- No tengas comida chatarra en tu casa.
- No habites en la cocina a menos que estés cocinando.
- No te la pases sentado, sé una persona activa.
- Pídele a tu familia y amigos que te apoye, y no te obliguen a comer.
- Si te sales de tu plan, no importa, regresa a él inmediatamente. Recuerda que lo que paga es la constancia.
- Pésate sólo una vez por semana, a la misma hora y de preferencia desnudo.

❖ Aprende de nutrición, calorías, grasas, IG y demás para que sepas lo que estás haciendo.

❖ Trabaja en tu autoestima, sólo las personas con una buena autoestima mantienen su peso ideal. Mantén una actitud positiva.

❖ Permítete excederte sin sentimientos de culpa (y razonablemente) una vez por semana.

❖ Date cuenta de que al final de cuentas, todo esto es tu decisión.

Recuerda que el Peso Ideal es el peso con el que te sientes bien contigo mismo, pleno, saludable, atractivo y feliz, dentro de un margen razonable.

Para obtener cualquier información sobre los alimentos y productos descritos escríbenos a :
bienestar@elfarodealonso.com
o visita nuestro sitio www.elfarodealonso.com

CAPÍTULO 8

Los secretos de un corazón sano

"La pregunta más urgente de la vida es:
¿Qué estás haciendo por los demás?
- Martin Luther King, Jr.

En este capítulo vamos a hablar de amores, vamos a platicar del corazón y de los secretos de un corazón sano. Actualmente tienes un 50% de probabilidades de morir de alguna enfermedad relacionada con el corazón o las arterias. Pero la buena noticia es que las enfermedades del corazón son completamente previsibles.

Morir de alguna enfermedad del corazón no tiene nada de natural, pues existen muchas culturas en el mundo que no presentan una alta incidencia de infartos o ataques al corazón. Lo más preocupante no es la probabilidad tan alta de morir de alguna enfermedad del corazón sino el hecho de que éstas se están presentando cada vez más temprano en la vida de una persona pues hoy en día hasta los adolescentes ¡y los niños! están presentando aterosclerosis, que anuncia el principio de las enfermedades del corazón. Obviamente algo en nuestro estilo de vida, nuestra dieta y nuestro ambiente, ha cambiado tan radicalmente en los últimos sesenta años, que nos ha traído esta nueva epidemia del mundo moderno.

¿Pero qué son las enfermedades del corazón? Realmente están mal nombradas pues las principales enfermedades que amenazan la vida relacionadas con el sistema circulatorio son las enfermedades de las arterias. Con los años se forman depósitos en las paredes de las arterias que obstruyen el flujo de la sangre y junto con una sangre espesa elevan la presión arterial y esto se conoce como aterosclerosis, que no es lo mismo que arteriosclerosis, un endurecimiento de las arterias que puede ser causado por una falta de vitamina C, la cual se necesita para hacer colágeno, que mantiene las arterias flexibles.

Si este bloqueo ocurre en las arterias que proveen de sangre al corazón mismo y las células de la parte del corazón que dependen de este flujo mueren, es lo que se conoce como un ataque al corazón. Antes de esto, normalmente se le diagnostica a la persona angina, lo cual es un flujo limitado de sangre al corazón debido al bloqueo parcial de las arterias y que se presenta como dolor en el pecho, muy seguido debido al estrés.

Si ocurre un bloqueo en las arterias que proveen al cerebro y células de éste mueren, esto se conoce como embolia cerebral. Las arterias del cerebro son frágiles y a veces la falta de circulación se da no por una obstrucción sino porque éstas se rompen, esto es una hemorragia cerebral.

Si este bloqueo se da en las arterias de las piernas se le conoce como trombosis y si el bloqueo se da en las arterias periféricas resulta en una mala circulación. Así que las causantes de todos estos líos son las arterias.

Los secretos de un corazón sano comienzan entonces por mantener sanas las arterias, las cuales necesitan una buena provisión de minerales. La falta de calcio, magnesio o potasio así como un exceso de sal pueden incrementar la presión muscular alrededor de las arterias elevando la presión. Así que a tomarse esos minerales; y comienza a acostumbrarte a comer menos sal, es cuestión de voluntad y costumbre. De estos minerales el más importante es el magnesio, cuya deficiencia está asociada con los ataques al corazón; una deficiencia acentuada del mismo puede causar el ataque al corazón al "acalambrar" alguna arteria coronaria (del corazón) aún en la ausencia de un bloqueo en la misma. ¡Así que hazte revisar ese magnesio!

La vitamina E protege tus arterias. Convencionalmente se utiliza la aspirina para "aligerar" la sangre y ésta reduce el riesgo de tener un ataque al corazón en un 20%. La vitamina E, sin embargo, ha probado ser cuatro veces más efectiva en pruebas de laboratorio. La desventaja de la vitamina E contra la aspirina es que aquélla no tiene toda una industria farmacéutica detrás haciéndole publicidad, pues las sustancias naturales no se pueden patentar y por lo mismo no le representan $$$$$ a la industria farmacéutica.

En estudios realizados en la Escuela de Medicina de la Universidad de Cambridge en Inglaterra, la vitamina E probó reducir el riesgo de padecer un ataque al corazón en un 75%; pueden verificar más sobre este dato en el libro *La nueva Biblia de la nutrición óptima* ("The New Optimum Nutrition Bible") del renombrado científico Patrick Holford, fundador del Instituto de Nutrición Óptima en Londres. La vitamina E es más efectiva si ésta se toma antes de que surja un problema.

También el aceite de pescado (ácidos grasos esenciales, especialmente Omega 3) ha mostrado reducir el riesgo de un ataque al corazón. Si ya tuviste un ataque al corazón y comienzas a comer pescado tres veces por semana, reduces por la mitad el riesgo de tener otro. Existen muchos estudios que muestran que las enfermedades del corazón no sólo se pueden prevenir con nutrición, sino que también se pueden controlar.

Entre las causas de las enfermedades del corazón se nombran muchas, entre ellas al colesterol. Aunque es un hecho que un colesterol elevado representa un riesgo para padecer enfermedades de las arterias, se ha probado en varios estudios de laboratorio que es un mito que el comer huevos eleve el colesterol (para mayor información, me refiero al mismo libro en la página 200).

El secreto de un corazón sano está en un consumo balanceado de colesterol bueno (HDL) y malo (LDL), no en eliminar por completo los dos, pues ambos SON NECESARIOS: LDL en una baja concentración y HDL en una concentración más alta. Para lograr esto con la dieta, una vez más, hay que cuidar el consumo de vitaminas y minerales pues estos ayudan a mantener este balance entre los colesteroles. La vitamina B3 o Niacina es muy efectiva para elevar los niveles del buen colesterol; otro nutriente efectivo para mantener este balance es, como ya mencionaba, el aceite de pescado.

Otro punto importante del colesterol es que, como todas las grasas, se puede oxidar fácilmente, es decir hacerse rancio. El fumar eleva la oxidación de grasas en el cuerpo haciendo más difícil la eliminación del colesterol de las arterias. Al tomar antioxidantes (vitaminas y minerales), reduces los riesgos notablemente. Una nueva teoría sobre las enfermedades del corazón es la que se refiere a la lipoproteína A (LpA) que puede obstruir las arterias. Según el ganador del premio nobel Linus Pauling, quien fue para la química lo que Einstein para la física, la deficiencia de vitamina C eleva el colesterol malo, los triglicéridos y la lipoproteína A; y por el contrario, concentraciones altas de vitamina C disminuyen los niveles de los mismos. 500 mg de vitamina C diarios pueden reducir los depósitos en las arterias en un periodo de dos a seis meses. Comer manzanas diariamente también disminuye el colesterol pues la pectina, la fibra de la manzana, se le "pega" y lo arrastra fuera del cuerpo vía el excremento.

Otro factor importante son los niveles de homocisteína que debido a su importancia y longitud te recomiendo investigues más al respecto.

Supernutrición para un corazón sano

♦ Evita la comida frita y limita el consumo de carnes y alimentos con un alto contenido de grasas saturadas. Eleva el consumo de pescados grasosos como el salmón, el atún, caballa y arenque.

- Come muchas frutas (manzanas sobre todo) y verduras, altas en calcio, magnesio y potasio, las lechugas y los frijoles con mucho ácido fólico.
- Come muchas semillas con omega 3 y vitamina E y minerales: linaza, calabaza, girasol y ajonjolí.
- No le agregues la sal a la comida al cocinarla, así necesita más, agrégasela ya cocinada en tu plato y usa menos cada vez. Limita el consumo de alimentos salados.
- Mantente en forma (no muy redonda, por favor).
- No fumes.
- Maneja el estrés: ejercítate moderadamente, medita, camina, haz yoga, acaricia a un animal.
- Conoce tu presión arterial y checa el nivel de lípidos en tu sangre cada cinco años.
- Tómate diariamente un complemento con antioxidantes que incluya 600 UI de vitamina E y 2 gr de vitamina C, más tus ácidos grasos esenciales omega 3, que si no te gusta el pescado los puedes tomar en cápsula 500-1000 mg, y un multi-vitamínico que contenga vitamina B6, B12 y ácido fólico.

Para obtener cualquier información sobre los alimentos y productos descritos escríbenos a :
bienestar@elfarodealonso.com
O visita nuestro sitio www.elfarodealonso.com

CAPÍTULO 9

Los súper niños del mañana

Ya mencionaba en el Capítulo 7 que la obesidad hoy en día es casi una epidemia y tristemente las víctimas más comunes e inocentes de la obesidad son los niños. En su libro *Cómo prevenir la obesidad infantil*, Lilia Castillo, Arturo Orea y Susana Rodríguez nos dicen: "Según el Colegio Mexicano de Obesidad, (la obesidad) es una enfermedad que puede originarse por la herencia, el consumo elevado y desordenado de alimentos, un bajo gasto de energía, y en menor proporción, por trastornos metabólicos como el hipotiroidismo".

Si tú sospechas de la herencia o algún trastorno metabólico, por favor acude a tu médico lo más pronto posible para que te puedan orientar respecto a estas dos variables. Sin embargo, el problema Nacional de obesidad infantil que tenemos hoy, es debido al consumo elevado y desordenado de los alimentos.

¿Por qué son los niños las víctimas más inocentes de la obesidad? Bueno pues porque ellos no saben que comen exceso o comer los alimentos erróneos es dañino para su salud. Ellos ni saben que existen alimentos erróneos.

Somos nosotros sus padres los que tenemos el deber de orientarles respecto a éste y muchos aspectos más de la vida, y somos también los padres los que les permitimos o no la indulgencia en alimentos que no los nutren y los engordan. Les comentaba ya anteriormente que muchas madres y padres cometen el error de pensar que los niños gordos son niños sanos. Nada más alejado de la realidad.

Para empezar, comúnmente el niño obeso es un niño malnutrido, pues la obesidad es generalmente causada por los alimentos que como ya mencionaba antes, son anti-nutrientes. Estos alimentos son, a grandes rasgos: toda la comida procesada, todo lo que viene en cajas y es fácil de preparar; la comida rápida, comida chatarra; los refrescos o sodas y las "bebidas deportivas" ; todo lo que contiene grandes cantidades de azúcar como lo son la mayoría de los cereales y que a los niños ¡cómo no! les encantan, las golosinas, etc.

Los alimentos nutrientes, por el contrario, no engordan. Para engordar comiendo solamente alimentos que son nutritivos, se necesita comer cantidades industriales de ellos, otra de las causas de la obesidad menos común.

Estos alimentos nutrientes son NADA ENLATADO: las verduras y las frutas, las legumbres, las carnes, el pollo y el pescado, los huevos, los lácteos, los granos enteros, nada de pan blanco a los niños por favor, las semillas y las nueces, etc.

Como madre, yo sé bien que es más fácil interesar a los niños en comer alimentos del primer grupo, mas esto no quiere decir que sea lo mejor para ellos. Las soluciones fáciles rara vez son las mejores. Cuando se trata de alimentar a los niños lo que importa es CALIDAD y no la CANTIDAD.

No creas que porque tu hijo se comió solo toda una sopa de pasta refinada ya se alimentó; ésta no nutre, proporciona energía pero no nutre. Es mejor que coma poquitas verduras y pollo a mucha pasta de cajita. Los niños necesitan toda la nutrición que se les pueda dar pues sus cuerpecitos y sus cerebros se están desarrollando y creciendo. Tú puedes causarle a tu hijo hasta un retraso en su inteligencia alimentándolo con comida chatarra, es un hecho comprobado. O puedes criar un hombre o una mujer con un coeficiente intelectual altísimo; 80% o más está en la nutrición, lo demás en los genes.

Así es que el niño obeso corre el riesgo de padecer una larga lista de desórdenes de la salud como los son: la diabetes, la hipertensión arterial, las enfermedades del corazón, el cáncer, la depresión y una baja autoestima pues seguramente en la escuela sus compañeritos lo hostigan, problemas respiratorios como roncar y apnea, interrupción de la respiración por unos segundos mientras duerme, y muchas otras cosas más.

¿Entonces cómo es que debe tratarse la obesidad en los niños? Para empezar, no lo pongas a dieta, las dietas —a menos que estén cuidadosamente creadas por un nutriólogo— son peligrosas para los niños. Además, el hecho de saberse a dieta lo puede estresar aumentando su compulsión hacia la comida. Busca orientación con un nutriólogo, eso sí, pues lo mejor que puedes hacer es nutrirlo, ya que cuando una persona está nutrida y sobre todo un niño, adelgaza.

El hambre excesiva es una muestra de que al cuerpo le faltan nutrientes. Si tu hijo está comiendo demasiado es porque no está comiendo cosas que lo nutren, a su cuerpo le está faltando algo y se lo está exigiendo a través de una hambre desaforada. Cuando nos falta algún nutriente, el hígado le manda la señal al cerebro y el cerebro se encarga de hacer que se nos antoje lo que contiene ese nutriente; mas se ha visto que el azúcar engaña al cuerpo en este sentido y por eso cuando te falta nutrición se te antoja mucho lo dulce. Pero el azúcar no nutre, lo cual hace que se te antoje más y así acabas siendo esclavo de ella, sobre todo los niños. Este mecanismo es mucho más complejo de lo que describí, pero aquí no lo voy a detallar.

Lo importante es que lo mantengas alejado del azúcar lo más que puedas. Los niños necesitan proteína, carbohidratos y grasas, y además necesitan micronutrientes como las vitaminas y los minerales. Más adelante describo las cantidades de cada nutriente que los niños necesitan, pero por ahora hay que tomar en cuenta dos cosas muy importantes: sin importar la dieta de tu hijo, debes complementarla con vitaminas y minerales, ¡los necesitan! Así que acude a donde vendan vitaminas para niños, busca las mejores y dáselas ya.

Y el otro nutriente importantísimo para los niños y su cerebro son los ácidos grasos esenciales omega 3 y omega 6. Estos nutrientes se encuentran en el pescado, y también en las semillas de linaza, de calabaza y de ajonjolí. ¡Así que a comer semillas y pescado! Si tus hijos no quieren ni probar alguno de los dos, hazles un licuado y en éste agrégales aceite de linaza; sabe delicioso y hace el licuado cremosito.

Por último, la tercera causa de la obesidad es un bajo gasto de energía; es decir, falta de ejercicio. Y es que los niños hoy en día se la pasan sentados delante del televisor, con videojuegos. Limítaselos y mándalo para afuera a que se mueva, es muy importante buscarle una actividad deportiva que lo entusiasme.

Recuerda, su salud está en tus manos.

Un niño delgado es un niño con buenos hábitos alimenticios Para poder abordar la obesidad en los niños, los padres tenemos que comprender y aceptar que lo que nuestros hijos comen está 100% en nuestras manos, cuando menos durante los primeros años de vida. Así es que somos nosotros sus padres los que tenemos el poder de ayudarlos a adelgazar y estar bien nutridos. Por ahí escucho a muchas madres que me dicen "mi hijo no quiere comer otra cosa más que esto o aquello" o "mi hijo sólo quiere tomar refrescos" o "mi hijo no se va a comer eso". Y yo me pregunto: ¿quién lleva los refrescos a la casa? ¡Ya no se los compres! ¿Y si no se quiere comer lo que serviste a la mesa?

Yo no he sabido jamás de un niño que se muera de hambre cuando en su casa se le ofrece de comer. Los niños tarde o temprano se comen lo que hay en su casa, sea lo que sea, el hambre se encarga de eso. Pero si eres de esas mamás que siempre cede al pancho que arman los niños cuando quieren algo... ya te ganaron la batalla ¡y la guerra!

Sólo tienes que demostrarles una vez que lo dices en serio, y anunciar como si nada pasara: "No hay otra cosa de comer", y la próxima vez se la piensan. Los niños son sólo niños, más no son tontos. Por ahí existen los más necios, como uno que otro que yo conozco, pero hasta ésos acaban comiendo su brócoli y su coliflor. Ellos saben cuándo mamá no se anda con tonterías. Si eliges dejarlo que coma comida chatarra para "no pelear", estás haciéndole un grave daño a tu hijo. Piénsatelo otra vez, pues su salud está en tus manos.

Lo que tú le das de comer a tu hijo, determinará enormemente su salud y sus hábitos alimenticios por el resto de su vida. Como padre o madre, el tiempo que pasas nutriendo a tu hijo apropiadamente es quizás la contribución más importante que puedas aportar para su desarrollo. En la cultura de hoy en día, de comida rápida, en la que tanto niños como adultos somos bombardeados con publicidad de comida chatarra, tienes que ser fuerte para ayudarle a tu hijo a desarrollar buenos hábitos alimenticios. Vale la pena.

El paso más importante para prevenir la obesidad en los niños y para combatirla, también, es desarrollar buenos hábitos alimenticios. El gusto por lo dulce se adquiere tras comer cosas dulces muy a menudo y cada vez más dulces. Asimismo de igual manera se puede perder. Para dejar de comer dulce no hay más que comerlos cada vez con menos frecuencia y menos dulces, esto se logra normalmente con algo de resistencia por parte del cuerpo, pero finalmente cede.

Para hacerlo hay que sustituir los infames refrescos o sodas con agua de frutas y de preferencia poca o nada de azúcar en ella, y como repito es cuestión de costumbre. Poco a poco. Los hábitos no se crean de la noche a la mañana, toma tiempo. Pocos niños toman suficiente agua. Es increíble la cantidad de niños que están obesos nada más por las bebidas azucaradas que ingieren. Lo ideal es que los niños beban sólo agua como norma diaria y el jugo natural o procesado para de vez en cuando. ¡Los refrescos, nunca; o bueno, casi nunca! No es necesario que los niños beban jugos diarios, es mejor que se coman las frutas enteras, los jugos si bien son muy nutritivos también es cierto que elevan el azúcar en la sangre considerablemente y por lo tanto engordan.

Para los niños obesos es mejor restringirlos y sustituirlos con el mismo jugo rebajado con agua o agua de frutas, pero lo mejor es el agua sola. Cuando tu hijo te pida de beber, dale siempre como primera opción agua sola; como está sediento, lo más probable es que se la beba toda. Y no le des los refrescos y los dulces como un premio, pues de ésta manera estás mandando el mensaje de que son buenos y más adelante en su vida los va a elegir como parte de su dieta y se la va a vivir "premiándose", como muchos comedores compulsivos lo hacen.

Hay que reflexionar además en que los refrescos de Cola contienen cafeína, y la cafeína es una droga adictiva. Es de verdad increíble que todas las personas conscientes estemos de acuerdo en que se necesita ser un adulto para fumar y beber alcohol, sin embargo permitimos que la cafeína se le agregue a las bebidas que tienen como blanco a nuestros niños, algunos que todavía ni siquiera saben leer.

Por otro lado, muy pocos cereales están libres de azúcar. La industria alimenticia vende valiéndose de endulzar sin mesura los cereales procesados, los cuales elevan el azúcar en la sangre de los niños y además de engordarlos sin nutrirlos los convierten en candidatos para un sinnúmero de enfermedades más, como la diabetes. Para que tu hijo adelgace ofrécele cereales como son las hojuelas de maíz sin azúcar o la avena, y endúlzale su cereal con fruta, ya sea manzana, plátano o pasas. Si no lo haces por su peso, ¡hazlo por su salud! Y cuando se le antoje algo dulce, primero que nada ofrécele fruta, las fresas, las zarzamoras y las frambuesas son excelentes. También los melones y la sandía. Mándalo a la escuela con fruta y no con dinero para golosinas, y edúcalo, platícale del daño que hace el azúcar en el cuerpo, si ya está más mayorcito puede empezar a tomar consciencia por sí mismo.

Otro buen hábito a desarrollar, es el de comer ensaladas. El truco está en prepáralas de manera que sean apetitosas. Las verduras, al cocerlas demasiado, pierden su sabor y su nutrición; las verduras se aprovechan mejor crudas o ligeramente cocidas. Comienza por ofrecerle verdura cruda en cada comida, unas rebanadas de jitomate junto a sus huevos en la mañana, tentempiés con zanahorias y pepinos con chilito y limón antes de la comida, jícama rayada antes de su cena, o brócoli en pedacitos.

Casi todas las verduras se pueden disfrutar crudas, y crudas nutren más, además de que están llenas de enzimas. Comer verduras crudas así, desde una temprana edad, estimula el gusto por las ensaladas.

Aunque hay muchos postres saludables, si los niños acaban siempre su comida con un postre se convierte en un hábito de por vida difícil de eliminar. Es mejor que coman más de lo que se sirvió de comer y algo de fruta al final si el antojo por algo dulce es incontrolable.

Métele imaginación y no te desanimes cuando tus hijos ni tocan lo que con tanto esmero y amor cocinaste, eso lo vivimos todas las madres comprometidas con la nutrición de nuestros hijos. ¡Ah que fácil sería darles de comer pizza y galletas todos los días! Pero tú eres una guerrera y ésta es la lucha más noble de tu vida: estás luchando por la salud y el bienestar de tus hijos. Los súper niños del mañana: una nueva generación.

Existe una gran diferencia entre los requerimientos básicos y los requerimientos ideales de los niños. Déjame platicarte de lo que un niño o una niña debe comer diariamente para convertirse en lo que se conoce como "los súper niños del mañana, la nueva generación".

Recientemente, una doctora naturista me comentaba que nunca la humanidad estuvo tan enferma como lo está hoy en día y me platicaba de cómo este hecho está ligado a los malos hábitos alimenticios que tenemos los humanos actualmente y que desafortunadamente les estamos enseñando a nuestros niños. Y me decía que se especula que debido a estos malos hábitos estamos criando a la primera generación de niños que en promedio no van a vivir más que sus padres como anteriormente se ha dado.

Si este hecho es verdad, resulta a la vez aterrador, alarmante y triste, y está íntimamente ligado con el alto consumo que existe hoy en día de alimentos procesados y la falta de alimentos enteros en las dietas de los niños. Entonces, para aquellas madres, y padres, que estén comprometidos con la salud de sus pequeños, decidí poner en corto lo que debemos procurar poner en sus pancitas diariamente así como lo que debemos evitar poner allí mismo, para que su cuerpo tenga el combustible ideal para crecer y desarrollarse sanamente y que entonces estos niños sean los súper niños del mañana, una nueva generación, como lo promueve el Instituto de Nutrición Optima en Londres, quienes tratan enfermedades de los niños con nutrición óptima exclusivamente y con muchísimo éxito.

Primero que nada, ya te comentaba anteriormente que los niños necesitan un buen multi-vitamínico y multi-mineral. Las razones de hacerlo así son dos: la primera, que es muy difícil alimentarse diariamente con los alimentos adecuados que aportan todas las vitaminas y minerales que el cuerpo necesita; la segunda es que aunque comas diariamente todas tus frutas y tus verduras, tus semillas y tus granos, en este mundo moderno en el que nos tocó vivir, hemos disminuido el valor nutricional de nuestros alimentos con el uso de fertilizantes; las frutas y las verduras cosechadas con el uso de fertilizantes tienen hasta un 80% menos nutrientes que las que son cosechadas sin ellos. Otra razón para comer comida orgánica, comida sin químicos. Así que el complementar la alimentación con vitaminas y minerales es muy importante, sobre todo para los niños.

Otro punto importante a considerar aquí es que cuando les compres sus vitaminas a tus niños pongas atención en que no todas las vitaminas son creadas iguales, las hay de mayor y de menor calidad. Éste es un producto en el que vale la pena inviertas un poco, pues comprar uno más barato por ahorrar puede significar que estés tirando tu dinero a la basura pues es un producto que no se absorbe bien, es decir que los cuerpecitos de los niños no lo aprovechan.

Hay muchos muy buenos a precios razonables y muchos de ellos se venden a través del multinivel, así que no los encuentras necesariamente en las tiendas. Haz un buen trabajo de investigación; en este sentido, es bueno pensar en comprar un producto que venga bien recomendado y de fuentes naturales, que las vitaminas no sean sintéticas.

Los súper niños del mañana necesitan un súper cerebro. El cerebro es el órgano más vulnerable del cuerpo. La nutrición óptima de la madre durante la gestación tiene un efecto profundo en el cerebro, el aprendizaje y el comportamiento del niño. Aún así, muchos nutrientes básicos para el desarrollo del cerebro como lo son los ácidos grasos esenciales y las vitaminas A y E y el zinc, brillan por su ausencia en las dietas de las madres y los chamacos de hoy. También les comentaba anteriormente que los ácidos grasos esenciales omega 3 y omega 6 que se encuentran en el aceite de pescado y en el de las semillas como la linaza son muy importantes para el cerebro en especial. Busca incluirlos en su dieta. A mí me gusta ponerles aceite de linaza o las semillas de linaza pulverizadas en sus licuados de la mañana y de la noche junto con polvo verde para este fin. El polvo verde es un concentrado de verduras y frutas, pastos, clorella, alfalfa y espirulina, hecho polvo como su nombre denota que le puedes agregar al agua o a su comida para complementar su alimentación increíblemente.

En un balance general, lo ideal es que los niños coman sus alimentos aproximadamente en las siguientes proporciones:

◆ De un 55 a 60% de carbohidratos, como lo son las verduras y las frutas, las pastas y los panes y tortillas integrales, así como el arroz (los que no son integrales no nutren y engordan). Me parece que las pastas integrales sólo las consiguen con los naturistas y valen la pena; son muchísimo más nutritivas y sabrosas. Las tortillas de maíz son integrales; mas las blancas de harina de trigo, no lo son.

◆ De un 10 a 15% de proteína. Aquí entran el pollo, el pescado, las carnes y los lácteos, así como las leguminosas y los granos combinados, y la soya y todos sus productos

◆ Por ultimo, de un 30 a un 35% de grasas. De éstas, lo mejor es el aceite de oliva y el de linaza, los aguacates, nueces y semillas, aunque nunca cocinen con el de linaza, éste es para agregárselos en sus licuados con polvo verde. El polvo verde es muy importante pues provee a los niños con verduras y frutas concentradas que normalmente no comen diariamente y así te estarás asegurando de que las coman. Búscalos en las tiendas naturistas o con algunas compañías de multinivel.

Esto se traduce en términos prácticos a: muchas frutas y verduras, suficientes cereales y tubérculos, que combinados con leguminosas y pocos alimentos de origen animal, les proporcionan la proteína. Para coronar esta excelente nutrición: un buen suministro de omega 3 y omega 6, que encuentran en los aceites de pescado, semillas y nueces, y que son el alimento de sus supercerebros.

De la misma manera en que procuras darles toda la nutrición posible, evita llenarlos de tóxicos. Ya en el Capítulo 1 describí dónde se encuentran estos tóxicos. Por favor, no alimentes a tus pequeños con comida de lata. Revisa esta sección y mucho ojo a las etiquetas. También cuídalos de los químicos que usas en tu casa, desde el cloro hasta el insecticida; piensa que como sus cuerpos son más pequeños a ellos les afecta mucho más. Muy comúnmente la mayor contaminación se encuentra en nuestros hogares.

Para terminar hay que dejar claro que en cuanto a las vitaminas y minerales, existe el requerimiento básico o recomendado y el requerimiento ideal. El requerimiento recomendado (RDA en inglés) está basado en lo que el cuerpo necesita para no enfermarse debido a deficiencias nutricionales, es lo básico. El requerimiento nutricional ideal, establecido por el Instituto de Nutrición Optima (ION, por sus siglas en inglés) está basado en lo que el cuerpo necesita para dar todo su potencial; éste es el requerimiento que quieres darle a tus hijos, el mejor combustible para sus cuerpos. Si visitas el sitio de este instituto encontrarás muchas respuestas a las necesidades particulares de tu hijo.

¿Son tus hijos súper niños del mañana y parte de la nueva generación? ¡Está en tus manos y en su nutrición!

Para obtener cualquier información sobre los alimentos y productos descritos escríbenos a :
bienestar@elfarodealonso.com
o visita nuestro sitio www.elfarodealonso.com

CAPÍTULO 10

Mente sana = Cuerpo sano

> Nuestro cuerpo es en verdad el producto de nuestros pensamientos. En la Ciencia Médica de hoy estamos comenzando a comprender el grado en el que nuestros pensamientos y emociones de hecho determinan la sustancia física y la estructura y la función de nuestros cuerpos.
> Dr. John Hagelin, Físico cuántico

No cabe duda de que uno de los pilares de la salud es una actitud mental positiva hacia la vida, hacia ti mismo y hacia los demás, pero por favor no permitas que el encabezado de este capítulo te confunda. Yo no estoy afirmando que las personas que están enfermas o que padecen de algo están locas. Tampoco estoy afirmando que sus achaques sean producto de su exacerbada imaginación.

Éste no es el significado ni el mensaje que la física cuántica nos transmite. Este tampoco es el mensaje de aquellos que estudian los efectos psicosomáticos (psico=mente, soma=cuerpo) en las personas, y quienes han escrito gran variedad de libros y artículos al respecto, nos dan.

De lo que hablan estas ciencias es del hecho innegable de que los seres humanos somos entidades que van más allá de lo físico. Es decir, no somos como una mesa o un plato que son puramente físicos, los seres humanos tenemos aspectos emocionales, mentales, energéticos y espirituales que la mesa y el plato no tienen.

En la película y el libro "¿Y tú qué ... sabes?" desde místicos hasta científicos explican de una manera amena cómo es que el Universo en el que vivimos es Mente y nosotros seres Mentales. Que ésta Mente en la que habitamos se impregna de nuestros pensamientos los cuales transmitimos con intensidad a través de nuestras emociones y al recibirlos con intensidad y frecuencia esta Mente que es el TODO, busca manifestarlos en la materia física. Así, los seres humanos somos co-creadores de nuestra realidad al impregnar la Mente con pensamientos y emociones que dictan nuestra experiencia.

Por ese motivo, afirmar que las enfermedades son de origen puramente físico y tratarlas como si fueran de un origen puramente físico es extremadamente limitante para el que las padece y para el que intenta tratarlas, ya que como Einstein y muchos otros científicos han probado, el pensamiento humano tiene la capacidad de afectar la materia física, siendo el agua de los elementos más maleables con nuestro pensamiento, ve los estudios de Masaru Emoto, y si consideramos que nuestro cuerpo físico es 70% a un 90% agua, entonces nos damos cuenta de la gran influencia que tiene todo lo que pensamos y sentimos sobre nuestro cuerpo.

Si te quieres convencer es tan sencillo como que pienses en un limón. Sí, eso, piensa en un limón, verde, fresco, con un fuerte olor cítrico; ahora imagina que lo partes en dos y el jugo escurre por las caras del cuchillo. Acto seguido, toma una mitad y exprímetela en la boca y siente el sabor ácido del limón. ¿Estás salivando? Imagínate, si el simple hecho de pensar en un limón estimuló a tus glándulas salivales a secretar saliva, ¿qué no harán en tu cuerpo todo ese resentimiento, coraje, odio, envidia, culpa y demás que has sentido por años?

Lo que sentimos y lo que pensamos definitivamente juega un rol en nuestra salud, eso se ha comprobado ya como un hecho y tú lo puedes usar en tu beneficio para preservar tu salud.

Esta edición de Tu Salud Está en Tus Manos, la estoy revisando en Septiembre del 2016. Los últimos dos años viví no uno de los retos más grandes de mi vida sino EL RETO más grande de mi vida. En Enero del 2014 arrebataron a mi esposo de mi lado, lo cual me dejó súbitamente sola y con muchísimos compromisos en las manos. A este dolor tan grande se le había sumado el dolor del distanciamiento con mi madre que comenzaba apenas a sanar tras un desacuerdo que tuvimos. Afortunadamente tengo años estudiando metafísica y comprendo que todas las almas tenemos un plan de vida y que todos los planes de vida son buenos, cada alma elige lo que debe aprender. El plan de vida de él dictaba que él debía vivir eso y el mío como su pareja dictaba que yo había elegido vivirlo con él. Sin ésta comprensión macrocósmica del porqué estamos aquí, yo me habría derrumbado y me habría sumido en una profunda depresión. Si mi manera de comprender esto fuera limitada como la de muchas personas y juzgara las circunstancias como "malas", pienso que estos años pasados mi salud habría sufrido enormemente.

Aún con ésta comprensión del hecho de que yo sólo puedo manifestar por mí misma y que no puedo manifestar por los demás, es decir, que la experiencia de él es su creación y no la mía, estoy consciente de que yo elegí vivirla con él pues la riqueza del aprendizaje ha sido enorme, aún así se llevó su cuota que mi cuerpo pagó.

En el otoño del 2014, meses después de su partida, una revisión ginecológica rutinaria arrojó resultados que preocuparon a mi doctora. 6 meses después tuve una intervención quirúrgica para evitar una propagación de un cáncer "insitu" en el cérvix.

De los aspectos físicos de haber tenido cáncer en mi cuerpo es todo lo que te tengo que compartir, para mí lo único de valor que puedo compartirte es que el Papiloma Humano es un virus muy agresivo latente en más del 80% de la población y que sólo está esperando a que tu sistema inmunológico baje como el mío lo hizo por vivir una situación de estrés para hacer de las suyas y dañar tus células otrora sanas; que además sólo necesitas UN compañero o compañera para infectarte y que le puede pasar a cualquiera, que hay que revisarse y protegerse, hombres también por supuesto, es una responsabilidad de ambos; por último del aspecto físico del cáncer te puedo decir que si mi dieta no fuera apegada a los principios que comparto en el capítulo 6, estoy segura de que las cosas no habrían salido tan bien, mi nutrición me ayudó. Aprendí que el aceite de coco mata este virus y es todo lo que me interesa compartirte del aspecto físico de éste cáncer en particular causado por este virus, que afecta tanto a las mujeres como a los hombres.

Sin embargo en el aspecto mental/emocional hay mucho que deseo compartirte. El cáncer es un dolor o resentimiento que nos corroe por dentro, tú no puedes padecer cáncer sin este sentimiento atorado dentro de ti. Mi doctora bien me lo dijo, este virus puede pasar 40 años dentro de ti y no manifestarse nunca, pero el día que se juntan un sistema inmunológico débil con un resentimiento o dolor que te corroe, el escenario está montado para que el cáncer ocupe tu cuerpo.

Yo puedo ver y reconocer cómo éste dolor se fue guardando dentro de mí hasta que se convirtió en resentimiento que corroe y me di cuenta desde que estaba sucediendo, pues como te repito, he estudiado sobre esto por muchos años. Estoy convencida de que si yo no hubiera hecho lo que hice por sanar, me hubieran encontrado invadida, como a muchas mujeres no tan afortunadas como yo, les sucede.

Para sanar el cáncer hay que perdonar. Hay que sacar a la luz ese dolor atorado y perdonar, perdonar y volver a perdonar. A los que "nos la hicieron" pues nunca nadie nos hace nada, TODO es parte de un plan, y a nosotros mismos también.

Hace unos años platicaba con una amiga que murió de cáncer consciente de esto y recuerdo que me dijo: "Si

Claudia, yo lo sé, pero es que esto, no lo puedo perdonar". Y el cáncer la invadió y murió.

NO debemos juzgar a las personas que toman ésta elección de no perdonar, pues una vez mas, CADA ALMA TRAE CONSIGO UN PLAN DIVINO. Pero si queremos sanar físicamente, debemos estar conscientes de que los aspectos mentales/emocionales también se deben de sanar.

Florence Scovel Shinn escribe en su libro *El juego de la vida* que la mayoría de las personas consideran la vida una batalla, cuando en realidad la vida es un juego. Y en su libro nos muestra cuáles son las reglas del juego y cómo jugarlo para salir siempre bien librados.

Nos cuenta cómo es que Jesús enseñó que el juego de la vida es básicamente un sencillo juego de "dar y recibir", en el que esencialmente aquél que odie recibirá odio y aquél que ame recibirá amor. Él fue el creador y promotor de la famosísima "Regla de Oro", la regla más importante de este juego que es la vida.

Esta regla enseña que debemos tratar a los demás como nos gustaría ser tratados, tal y como nos gustaría que ellos nos trataran a nosotros.

Odiar es como beber veneno y esperar que le haga daño al otro. La persona inspiradora de ese odio rara vez se entera del mismo y más rara vez aún, le importa ese sentimiento de odio que al que lo siente no lo deja ni dormir.

Esta es la Ley de Causa y Efecto. Por favor, si lees aquí que hablo de Jesús y otros grandes maestros no creas que estoy tratando de convertirte a nada, eso no me interesa en lo más mínimo. Este capítulo no habla de religión, habla de mecánica cuántica y psicología, ciencias sobre las cuales, lo creas o no, estos maestros iluminados estaban muy enterados.

Florence afirma que la imaginación es mucho más poderosa que el conocimiento mismo. Atraemos a nuestras vidas lo que constantemente entretenemos en nuestra mente. Afirma también que del corazón y la mente de los humanos brotan los planos de lo que será su vida, nuestros más grandes deseos así como nuestros más grandes miedos, lo que constantemente entretenemos en nuestra mente y en nuestro corazón tarde o temprano se vuelve una realidad, para bien o para mal. Esta es la Ley de Atracción en acción.

Hace unos años, se publicó un libro referente a este tema que causó furor en el mundo entero. Me refiero al libro *El Secreto* de Rhonda Byrne y su película. Pero antes de este libro, existieron miles que cuentan el secreto no tan secreto de cómo es que lo que pensamos influye en nuestro cuerpo y en nuestra vida diaria muchísimo más de lo que nos imaginamos. Los pensamientos son de verdad "cosas" pues tienen una frecuencia vibratoria magnética, la cual así como lo manda la Ley de Atracción, atrae su semejante. Pensar cosas buenas atrae cosas buenas a nuestra vida y lo contrario nos acarrea problemas.

¿Quién dentro del desarrollo humano no ha leído a Louise L. Hay? Su ilustrativo libro *Tú puedes sanar tu vida* es básico en la cabecera de toda persona enferma que quiera sanar. Este libro no sólo nos explica cómo es que lo que pensamos define nuestro cuerpo y nuestra vida, sino que además, en él, Luisa nos da las herramientas para cambiar estos patrones de pensamiento por patrones más positivamente productivos.

Somos como computadoras que durante nuestra infancia fuimos programados por nuestros padres y nuestro entorno para bien o para mal. Lo que seguido escuchamos de nuestros padres se quedó impreso en nuestra mente como un programa que dirige nuestras vidas el día de hoy de manera subconsciente, programa que ahora repetimos a nuestros hijos.

Para evitar padecer alguna enfermedad severa así como para sanar de ella, es vital mirar dentro de nosotros mismos y corregir estos patrones de pensamiento que nos llevaron a donde ahora nos encontramos. Bien lo dijo Einstein: "no puedes resolver un problema desde el mismo nivel de consciencia desde donde lo creaste". Hay que cambiar la consciencia. Hay que elevarla.

Todo esto generalmente sucede de un modo inconsciente, es decir, la persona "no se da cuenta" de lo que está pensando, ni de que lo que está pensando y sintiendo está atrayendo desastres a su vida, a menos que como yo y muchos otros que estudiamos esto sea consciente del hecho de que sus pensamientos y sentimientos ESTAN CREANDO. Y es que nadie, que se jacte de tener cuando menos un poco de salud mental, querrá atraer desgracias y problemas a su vida conscientemente. Es hasta que aprendemos sobre esta Ley, que entonces comenzamos a monitorear lo que pasa por nuestra cabeza. Y aún así como ya te platiqué de mi experiencia, la vida te presentará situaciones que te retarán a volverte un maestro de tu mente.

Por favor toma nota de que estoy hablando de una Ley, como la Ley de Gravedad, le importa muy poco si crees en ella o no, de todas formas actúa. Así es la Ley de la Atracción, la cual dice que "todo objeto atrae aquello que se asemeja a sí mismo", creas en ella o no, está actuando y por beneficio propio es mejor aprender sus principios y comenzar a aplicarlos pues no hacerlo es como constantemente estar insistiendo en aventarte de un quinto piso y creer que vas a flotar. Tu y yo sabemos que la Ley de la Gravedad no te lo permitirá.

Los pensamientos se suceden en gran medida de manera automática y subconsciente a menos que comencemos a tomar nota de ellos para ver dónde podemos mejorar. Un buen método de monitorear tus pensamientos es a través de tus emociones. Ellas marcan el estado mental en el que te encuentras: si estás feliz, quiere decir que estas pensando cosas que por su frecuencia vibratoria atraerán eventos felices a tu vida.

Si por el contrario, eres de esos tristones que les encanta pasársela causando lástima o de los iracundos que están siempre listos para cortarle cartucho al perro de su vecino porque se orinó en la llanta de su deportivo, pues ten en cuenta que al hacer esto, estás atrayendo a tu vida eventos y circunstancias que te darán más razones aún para comprar más pañuelos desechables y para seguir desperdiciando dinero en tanta munición.

Atraes a tu vida lo que constantemente entretienes en tu mente. TE CONVIERTES EN AQUELLO EN LO QUE PIENSAS CONSTANTEMENTE.

Por favor cómprate el libro de Luisa Hay *Tú puedes sanar tu vida* y entérate de lo que estás haciendo. Descubre como le puedes ayudar a tu cuerpo a mantenerse sano al sanar tus emociones y tus patrones mentales negativos aprendidos en la infancia.

El propósito de la vida es la alegría, es ser FELIZ. Si tú crees que el propósito de la vida es ser bueno, estás metiéndote en graves problemas, pues lo que es bueno para ti, quizá no lo sea para mí y viceversa; realmente no existe lo bueno y lo malo, las cosas simplemente son. No son ni buenas ni malas sólo son, ¿Es malo haber tenido cáncer? Por mi experiencia te digo que no. Para nada. Ha sido una experiencia increíblemente enriquecedora que me ha dado mucho. Hoy soy una persona mejor y más fuerte gracias a estas experiencias.

Si te enfocas a ser "bueno/buena", constantemente estarás reprochándote lo que hiciste bien y lo que no hiciste bien. Esto es juzgarse a sí mismo y siempre conlleva a sentimientos de culpa. En cambio si te enfocas en ser feliz y estar alegre, aprender de las experiencias que vives sin juzgarlas ni ponerles etiquetas, y sobre todo te enfocas en dar a los demás, sin darte cuenta serás siempre "bueno" y proyectarás en los demás esta alegría de vivir.

Para ser feliz no hay más que hacer eso: ser feliz. Existe un libro maravilloso que se titula Por Favor Sea Feliz; por favor cómpralo y mantéenlo cerca de ti.

A esta corriente se le conoce como Nuevo Pensamiento, ¡pero de NUEVO no tiene nada! ¡Si Jesús lo andaba predicando a donde iba! Y para profundizar más en este maravilloso tema del cual los grandes maestros como Jesús, Buda, y compañía eran expertos, existen afortunadamente muchos libros de gente iluminada que guían al ser común, como tú y como yo, hacia la luz de este gran secreto.

Por nombrar algunos saca el lápiz y apunta: los hay para todos los gustos, aunque ya mencionamos a mis favoritas Florence Scovel Shinn y Louise L. Hay; Rhonda Byrne y todos los maestros que ella menciona en su libro. Actualmente mi más grande maestro es Abraham; para estudiar a Abraham lee los libros de Esther y Jerry Hicks, *Pide y se te dará, La Ley de la Atracción* y *El poder de tus emociones* son de mis favoritos. También están los libros escritos por Emmet Fox por supuesto, te recomiendo muchísimo *"El Sermón de la Montaña"*; y ni qué decir de la genial Catherine Ponder, con su serie de *Leyes Dinámicas de la Prosperidad* y los *Millonarios de la Biblia,* que enseñan que de hecho ser rico es también ser espiritual y que son puras pamplinas eso de que es más virtuoso ser pobre, creencia que se toman demasiado a pecho en países dominados por creencias religiosas y que a mi parecer es en gran medida una de las razones por las cuales están sumidos en la desigualdad y en la pobreza.

Estos libros son básicos para lograr cambios fuertes en tu vida.

¿Quieres profundizar aún mas? Lee también los libros de Ernest Holmes, tras quien se fundó toda una corriente filosófica y religiosa en Estados Unidos que ahora se ha expandido al mundo entero, Ciencia de la Mente.

Edgar Cayce, otro excelente.

Además, los latinoamericanos no podemos dejar atrás a Conny Méndez, con su serie *Metafísica 4 en 1.* Conny Mendez se corona única en su manera de narrar. La lista es interminable.

Como ves, hay para todos los gustos, si lo quieres ver desde un punto de vista científico, te recomiendo una vez más las películas "Y tu que @#$ Sabes?"

Actualmente imparto un seminario sobre esta información de la prosperidad, con el cual he observado que las personas que lo toman tienen un índice muy alto de éxito en lograr cambios fuertes y positivos en sus vidas, desde atraer más dinero y avenidas por los cuales éste llega a sus vidas, hasta relaciones amorosas y armoniosas y una salud física más dinámica, he visto mujeres que no podían embarazarse lograr dar a luz a bebés hermosos y sanos. Visita mi canal de youtube.

Si te interesa obtener información escríbeme a bienestar@elfarodealonso.com

Por último, sólo me queda mencionar las palabras de Bob Proctor: "La Ley de Atracción es como la Ley de Gravedad, ES UNA LEY, siempre está funcionando, ya sea que creas en ella y la entiendas, o no". Aprende a aplicarla en tu vida ya, para que puedas vivir la vida que naciste para vivir: una vida plena llena de satisfacción, abundancia, prosperidad, paz, amor y felicidad. Esto es lo que DIOS quiere para ti.

"Necesitamos SER el cambio que queremos ver en el mundo" - M. Ghandi.

REFERENCIAS

Bibliografía

Anne Louise Gittleman, M.S., *Fat Flush* (Desalojo de grasa), C.N.S., McGraw Hill.—,

Fast Track One Day Detox Diet (Dieta de desintoxicación de un día), C.N.S., McGraw Hill.—,

Guide to 40/30/30 Phenomenon (Guía del fenómeno 40/30/30), C.N.S., Contemporary Books.

Anthony J. Cichoke, D.C., *Enzymes and Enzyme Therapy* (Las enzimas y la Terapia enzimática), Keats.

Barry Sears, Ph.D., *The Age Free Zone* (La Zona), Reagan Books / Harper Collins.—,

A Week in the Zone (Una Semana en la Zona), Reagan Books / Harper Collins.

Bob McCauley, *The Miraculous Properties of Ionized Water* (Las milagrosas propiedades del agua ionizada), SE Inc.

Catherine Ponder, The *Dynamic Laws of Prosperity* (Las leyes cósmicas de la prosperidad), De Vross.

Dr. Edward Howell, *Enzyme Nutrition: The Food Enzyme Concept* (Nutrición enzimática: el concepto de las enzimas alimenticias), Avery.

Dr. T.A. Baroody, Jr, *Alkalize or Die* (Alcalinízate o muere), Holographic Health Press.

Elizabeth Lipski, Ph.D., *Digestive Wellness* (Bienestar digestivo), CCN, McGraw Hill.

Elson M. Haas, M.D., *Staying Healthy with Nutrition* (Manteniéndote sano con la nutrición). *The Complete Guide to Diet and Nutritional Medicine*, Celestial Arts.

Emmet Fox, *Find and use you inner power* (Encuentra y usa tu poder interior), Haerper Collins.

Esther and Jerry Hicks, *Ask and It Is Given* (Pide y se te dará), Hay House.

F. Batmanghelidj, M.D., *Water: for Health, for Healing, for Life* (Agua: para la salud, para sanar, para la vida),

Warner Books.—,

Your Body's Many Cries for Water (Los muchos clamores de su cuerpo por el agua), Warner Books.

Florence Scovel Shinn, *The Game of Life* (El juego de la vida), De Vross.

Gabriel Cousens, M.D., *Spiritual Nutrition and the Rainbow Diet* (Nutrición espiritual y la Dieta Arcoiris),

North Atlantic Books.—,

Conscious Eating (Comer Conscientemente), North Atlantic Books.

J. Robert Hatherill, Ph.D., *Eat to Beat Cancer* (Come para combatir el cáncer), Renaissance Books, 1998, U.S.A.

James F. Balch, M.D., *The Super Antioxidants* (Los super antioxidantes), Evans.

Jean Carper, *Food-Your Miracle Medicine* (La comida, tu medicina milagrosa), Harper Perennial.

Kenny Ausubel, *When Healing Becomes a Crime* (Cuando curar se convierte en un crimen), Healing Arts Press,

2000, U.S.A.

Lester Packer Ph.D., *The Antioxidant Miracle* (El milagro antioxidante), Wiley.

Linda Page, N.D., Ph.D., *Healthy Healing* (Sanacion saludable), Traditional Wisdom.

Louise L. Hay, *You can heal your life* (Tú puedes sanar tu vida), Hay House.

Luise Light, M.S., *What to Eat* (Qué comer para estar sano), Ed. D., McGraw Hill.

Patrick Holford, *The New Optiumum Nutrition Bible* (La nueva guía de la nutrición óptima), Crossing Press.

Samuel S. Epstein, M.D., *The Politics of Cancer, Revisited* (Las políticas del cáncer), East Ridge Press, 1998, U.S.A.

Sang Whang, *Reverse Aging* (Revierte el envejecimiento), JSP Publishing.

Centro de Tratamiento para el Cáncer Bio Medical Center (Clinica Hoxsey en Tijuana, BCN)
3170 Avenida General Ferreira
Col. Juarez
Tijuana, Baja California Norte 22150
Tel. 66 84 90 11
www.hoxsey.com

Para obtener cualquier información sobre los alimentos y productos descritos escríbenos a :
bienestar@elfarodealonso.com
o visita nuestro sitio www.elfarodealonso.com